# アトピーは免疫調整すればよくなっていく

アトピー素因を改善する根本療法とは何か

医師 佐野正行 監修

総合科学出版

監修のことば

# アトピー性皮膚炎は体の内部から整えて無理のない回復を

近年アトピー性皮膚炎は増加の一途をたどっています。患者数は推計45万人。30年前の2倍以上です。私の患者さんの中にもこの疾患の方はたくさんおられます。みなさん、ステロイド剤や抗アレルギー剤による標準治療を続けてこられ、残念ながらよくなっていない人が多いと感じます。

アトピー性皮膚炎は現代病であり、背景には近代化、西欧化、生活環境の大きな変化があります。日本人の食事は半世紀で大きく変化しました。現代人は一見便利で快適な生活を手に入れましたが、実は体のあちこちに昔とは違う負荷がかかっています。この負荷が積み重なり、アトピー素因ともあいまって、アトピー（＝奇妙な）性皮膚炎を発症、あるいは悪化させています。残念ながら、こうした視点は現在の標準治療にはあまり反映されていません。

近年のアトピー研究では、皮膚のバリア機構の破綻とフィラグリン遺伝子の存在に関する解明が進んでいます。ただその研究が根治療法につながるかといえば、疑問が残ります。

最近指摘されるようになったのは、アトピー性皮膚炎の患者さんに多い亜鉛不足です。亜鉛は皮膚の細胞にとって重要なミネラルであり、現代人の食事では十分摂取されていません。亜鉛は皮膚細胞の構成成分であるだけでなく、免疫のバランスをとり、有害な物質の代謝に関わり、皮膚を正常に保つ要となる最重要ミネラルです。

そこで私は亜鉛をうまく補給することで、皮膚症状の改善につながるのではないかと考え、患者さんたちの協力を得て、あるサプリメントを試していただきました。それが本書でも紹介されているジンクフィンガーのサプリメントです。

ジンクフィンガーとは亜鉛というミネラルそのものではなく、亜鉛をその構造に含むタンパク質です。アトピー性皮膚炎などのアレルギー疾患を細胞レベルで改善する可能性があるとして研究が行われている物質です。特に興味深いのは、ジンクフィンガーが体内の免疫を調整する働きが期待できることです。アトピー性皮膚炎は免疫のアンバランスを伴うので、これが整えば過剰な免疫反応である炎症が治まり、症状が改善します。

このサプリメントの臨床試験結果が本書の第4章にありますが、結果は私の予想をはるかに上回るものでした。90日間の試験期間で、参加者10名のうち（1名は棄権）9名の皮膚症状が改善しました。多くは著効と言えるもので、正常に近い改善です。しかもみなさん外用剤や飲み薬は使わず、生活も全く変えず通常の状態で参加していただいたので、改善の理由はジンクフィンガーのサプリメントだと考えられます。

なぜサプリメントなのか、と思われる方もおられるでしょう。

私はあまり薬に頼らない治療を目指しており、できれば食事や生活習慣の改善でよい効果が得られれば一番だと思っています。ただそれには相応の時間が必要なので、既に重い症状のある患者さんには気の毒です。できるだけ早く重い症状を改善するために、身体に対する負担が大きすぎる標準治療薬の使用は最小限にとどめ、連用は避け、代わりに体にとって必要な成分を補う良質なサプリメントをお勧めしています。

良質なサプリメントは、病んでいる箇所を回復させるために必要な材料です。根本的な治療には、足りない物、必要なものを十分補給し、体の内側から整えていくことが大切です。

サプリメントの品質は非常に重要です。原材料からしっかり吟味して、開発した人、製造している人の人物も確かめて選びます。そうやって選んだジンクフィンガーのサプリメントは、試験の結果を見る通り内容も結果も信頼に足るものだと思っています。

もちろんアトピー性皮膚炎の患者さんは一人ひとり異なる背景を持っているので、このサプリメントが全ての患者さんに100％有効とは言えません。しかしこのサプリメントは、アレルゲンを特定する必要もないので、固有の体質に関わらず多くの患者さんに使っていただけるでしょう。

アトピー性皮膚炎で悩んでおられる方は少々がっかりされるかもしれませんが、私は皮膚の専門医ではありません。専門としては外科医であり、これまでたくさんの手術、およそ3000例ほどに携わってきました。一番多いのはがんに対する手術です。ただ同じがんでも患者さんは一人ひとり違います。がんのタイプだけでなく、がん以外にも色々な病気を抱えている人が多いのです。そうした経験から、ありとあらゆる病気や体調と向き合う仕事をしてきました。だからこそ、標準的なアトピー性皮膚炎の治療に拘ることなく、原因の除去と体質の改善を行う本質的な治療を行うようになりました。

がんは究極の生活習慣病といってもいいかもしれません。何十年にもわたる小さなトラブル、ひずみの積み重ねが、がんを招いているケースが多いのです。手術を受ける人も、もっと早い段階で生活習慣を整えていれば、手術などしなくてもすんだのではないか、早期発見より早く、何らかの不調、いわゆる未病の段階で軌道修正していれば、がんのような病気にはならずにすんだのではないか。治療に当たりながらそう思うことが多くなりました。

アトピー性皮膚炎も、発症や悪化に至る様々な原因の積み重ねがあります。その多くは食事やストレスなど現代社会のライフスタイルに起因しており、本人がよほど意識しない限り正すのは難しいかもしれません。それでも気づける段階で修正し、取り除ける原因は取り除いていけば発症や悪化を防いだり改善につなげることは可能です。特に食事は人間の体を作るもの、皮膚の細胞を作るものなので、食生活の改善はまず行うべきことです。

現在アトピー性皮膚炎で悩んでおられる方は、医学的な治療に加え、食事や生活習慣を見直し体の内側からの回復を試みてください。食事だけではなかなかうまくいかない場合は、ジンクフィンガーのような良質なサプリメントを加えることで回復のスピードを上げることができます。そうして少しずつステロイドなどの強い薬を減らすことができれば、一番いいと思います。

アトピー性皮膚炎の患者さんをとりまく環境は決してよくはありません。患者さんはどうしたら正常な皮膚を取り戻せるかを考え、取り入れてよいものと悪いものを整理して取り組んでください。

私も治療や臨床試験の結果をふまえ、患者さんの助けになるべく情報を発信し続けていきます。

監修／医師・医療相談専門医　**佐野　正行**

はじめに

# 免疫調整〜治らない大人のアトピーを治すには

以前は子どもの病気だと思われていたアトピー性皮膚炎。近年は大人の患者が増え、患者数が逆転しています。子どもも、いったん治っても大人になって再発したり、新たに発症する患者も増えています。患者数を見ても20歳以下は全体の36%、残りの64%は20歳以上と、6割以上が大人の患者です。総患者数は推計で45万6000人、立派な国民病です(平成26年度患者調査より)。

大人のアトピーは慢性化し、治療が長引きます。子どものように成長に伴う回復が望めないので、よくなったり悪くなったりを繰り返すケースが多くなっています。

また治療の中心となるステロイド剤は効き目が強い反面副作用が強く、これがアトピー性皮膚炎の慢性化の一因になっています。

アトピー研究は進んでいます。原因は免疫反応の異常であることがわかっていても、治療法は対症療法のみです。免疫そのもの、アトピー素因（アレルギー体質）そのものを治す治療はありません。

何年も治療を続けても改善しないので患者は様々な医療機関を渡り歩きますが、結果は同じです。基本的に皮膚科もアレルギー科も、学会が示すガイドラインに沿って治療をしているので、どこへ行っても治療は同じだからです。

そんな中、体質改善によって体の中からアトピー素因を治そうという研究が進められています。

アトピー性皮膚炎のようなアレルギー疾患は、免疫の暴走が根底にあります。本来無害なものに過剰反応する免疫の異常です。こうした免疫を調整し、正常な状態に整えていくことができれば多くのアレルギー疾患は沈静化していくはずです。正常な状態に整えることをサポートするものの1つが、薬ではなく亜鉛という栄養素と亜鉛を細胞内に取り込みやすくする物質を組み合わせたジンクフィンガーのサプリメントです。

サプリメントなんて、といぶかしむ方も多いでしょうが、本書でご紹介するサプリメントは従来のサプリメントとは全く異なり、まさにアトピーのために、考えに考えられた成分でできています。アトピーの根幹に関わり、遺伝子レベルで病気の原因を修正する働きが期待できます。このサプリメントで、何をしてもだめだったアトピーが改善した人がたくさんいます。

なぜ薬でなくサプリメントなのでしょう。

それはアトピーの患者が、あまりに大量の強い薬を使い続けてきて副作用に苦しみ、これ以上こうした薬を使うべきではないからです。そして、できるだけやさしい成分で体を正常な状態に整えた方がいいからです。

もし今、アトピーで悩んでおられる方がいたら、ぜひ現在の治療法を見直すことをお勧めします。そうして原因をしっかり確かめて、できるだけそれを取り除きましょう。そうして体の中から改善していきましょう。

本書がアトピーに悩む人の治癒へのヒントになれば幸いです。

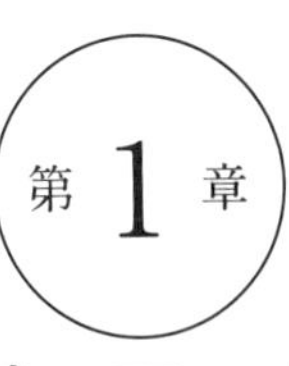


# アトピー性皮膚炎とは　19

## 第2章

# アトピー性皮膚炎の原因・検査・治療法 53

第3章

## アトピー素因の改善とサプリメントの活用

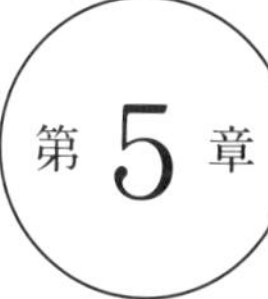

第5章

# アトピー治療とサプリメントQ&A 157

# 第1章

# アトピー性皮膚炎とは

## 患者数45万6000人！30年で2倍以上に

今日、アトピー性皮膚炎は誰もが知っている病気です。ご本人をはじめ多くの方が、ご家族やご友人、知人の中に、何人かはアトピー性皮膚炎に悩む人がおられるのではないでしょうか。

厚労省の調査によると、日本におけるアトピー性皮膚炎の総患者数は推計45万6000人（平成26年度患者調査より）。調査の数字で最も古い昭和62年が22万4000人ですから、30年間で2倍以上に増えたことになります。

またこの調査のはじめの頃は（昭和59年～平成5年）、アトピー性皮膚炎の患者にはむつかぶれやおむつによる皮膚炎が含まれていたので、アトピー性皮膚炎の患者自体はもっと少なかったと考えられます。患者数の増加は2倍どころではありえません。

アトピー性皮膚炎は世界的にも珍しい病気ではありません。多くの国々に患者が存在し、先進国でその発生が顕著です。原因は1つではありませんが、豊かで衛生的な

**アトピー性皮膚炎**

各年10月

| 年次 | 推計患者数(単位:千人) | | | 受療率(人口10万対) | | 総患者数(単位:千人) |
|---|---|---|---|---|---|---|
| | 総数 | 入院 | 外来 | 入院 | 外来 | |
| 昭和59年 | 20.3 | 0.1 | 20.2 | 0 | 17 | …… |
| 昭和62年 | 28.5 | 0.1 | 28.4 | 0 | 23 | 224 |
| 平成2年 | 28.2 | 0.2 | 28.0 | 0 | 23 | 235 |
| 平成5年 | 33.7 | 0.4 | 33.3 | 0 | 27 | 283 |
| 平成8年 | 36.3 | 0.4 | 35.9 | 0 | 28 | 318 |
| 平成11年 | 44.3 | 0.5 | 43.8 | 0 | 35 | 399 |
| 平成14年 | 29.5 | 0.2 | 29.3 | 0 | 23 | 279 |
| 平成17年 | 38.9 | 0.3 | 38.7 | 0 | 30 | 384 |
| 平成20年 | 35.3 | 0.2 | 35.1 | 0 | 27 | 349 |
| 平成23年 | 36.9 | 0.1 | 36.7 | 0 | 29 | 369 |
| 平成26年 | 42.0 | 0.1 | 41.9 | 0 | 33 | 456 |

厚生労働省「平成26年 患者調査(傷病分類編)」より

生活環境や食生活の変化が何らかの影響を及ぼしていると考えられています。日本も戦後の急激な経済成長、それに伴う生活の欧米化、近代化が我々の体に変化をもたらし、アトピー性皮膚炎のような疾患の増加を招いた可能性はありそうです。

## 「奇妙な（＝アトピー）」と名前がついた皮膚炎。医学研究がはじまってまだ半世紀

アトピー性皮膚炎は、医学の対象になってまだ日の浅い疾患です。

歴史を遡るとローマ時代からこの皮膚炎に苦しんだ人がいたようですが、その発見や命名は20世紀になってからです。本格的に治療が行われるようになってからは、まだ半世紀足らずです。

まず「アトピー」という名前の由来ですが、ギリシャ語のアトピア（atopia ＝奇妙な）から来ています。アメリカのアーサー・フェルナンデス・コカ氏とロバート・アンダーソン・クック氏という2人の医師が、家族など血縁の人々に発生した皮膚炎に対してアトピー性皮膚炎と命名したのがはじまりです。1923年のことでした。

「家族などの血縁の人々に発生した」という経緯が、遺伝的な背景を感じさせます。

アトピー性皮膚炎、あるいは多くのアレルギー疾患には遺伝的要素があるとされて

います。お父さんやお母さんがアトピー性皮膚炎だった、という場合、その子どもにも同じ体質が受け継がれやすいということはおわかりいただけるでしょう。

こうした体質をアトピー素因と言います。一般的にはアレルギー体質と言われています。

医学用語としてのアトピー性皮膚炎（英語で atopic dermatitis）は、前述のコカ氏とクック氏の命名の10年後、１９３３年、ザルツバーガー医師によるものです。英語圏では湿疹という意味でエクゼマ（atopic eczema）とも呼ばれています。

今日、アトピー性皮膚炎は簡単に「アトピー」と呼ばれています。本書でも文字数を省くためにアトピーと書くこともあるのでご了承ください。

# かつては子どもの病気。今や患者の6割が大人

さてアトピー性皮膚炎、通称アトピーは、以前は子どもの皮膚炎だと思われていました。特に乳幼児から小学生くらいまでの子どもがかかり、成長とともに軽快・治癒する湿疹というのが一般的な認識でした。乳児湿疹の延長線上にアトピーがあり、小児科や皮膚科で、親御さんは「だんだん治っていくから大丈夫」と言われたものです。

実際、乳幼児は皮膚が薄く、皮脂も少なく、外部からの刺激に負けやすいものです。免疫力も安定しておらず、ダニやホコリ等の異物に過剰に反応しやすいため、湿疹が出きる赤ちゃんは少なくありません。

しかし成長するにつれて皮膚は丈夫になり、だんだん治っていく子どもが多いものでした。もちろんアレルギーマーチ（後述します）に移行する子どもも少なくありませんが、中学生、高校生くらいで「治ってしまう」子どもも多かったのです。

ただしそれで終わりではありません。近年は、思春期に再発する人、あるいはそれまで全くアトピーに無縁だったのに大人になってから発症する人が増えてきました。

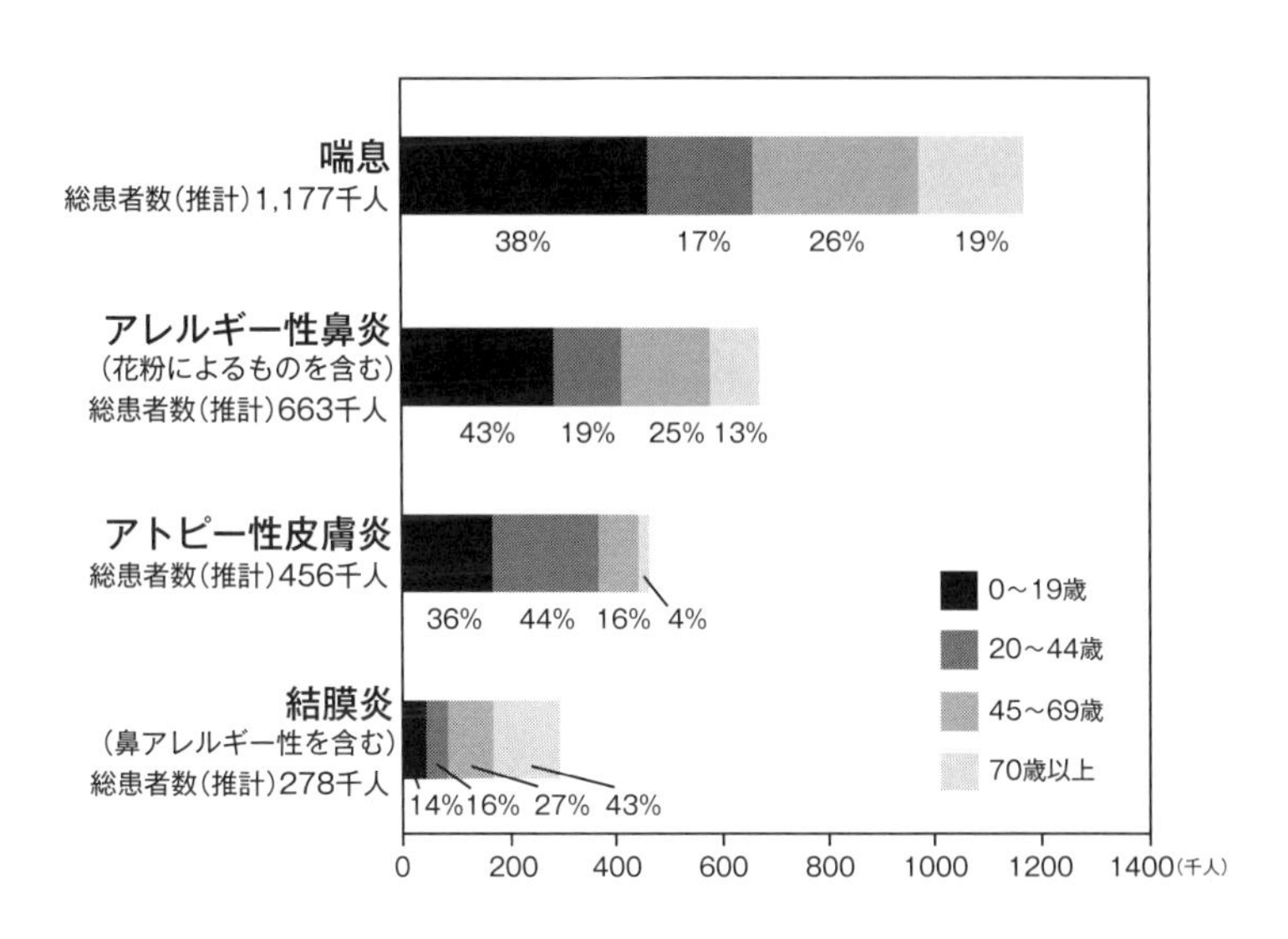


また、よくなったり悪くなったりを繰り返し、慢性的に経緯する人が非常に多いこともわかってきました。表をみていただくとわかるように、近年は大人のアトピーが増えています。

厚労省の患者調査（平成26年度）によると、アトピー性皮膚炎の患者45万6000人のうち44％が20～44歳、16％が45～69歳を占めています。一方0歳から19歳は36％ですから、大人の方がはるかに多いのです。アトピー患者の6割が大人ということになります。

## 治りにくい大人のアトピーが増えている

厚労省の調査では、0歳から中学生くらいまでの子どもの10人に1〜2人がアトピーであることがわかっています。学校で言えば1クラスに3〜5人くらいでしょうか。子どもが小さければ小さいほど、親御さんが治療のために苦労しておられます。世間の人々もそうした話を聞く機会が多いため、アトピー＝子どもの病気だと思っている人が多いかもしれません。

しかし前述のようにアトピーは子どもだけの病気ではなく、大人にも多い皮膚炎です。大人の場合、皮膚もでき上がっており、免疫システムもでき上がっています。従って子どものように成長に伴う治癒が期待できません。かえって治療が難しいのが現実です。

大人と子どもではアトピーの原因物質や環境要因、治療の経過にも違いがあります。症状でいえば、乳幼児〜子どもの場合、まず未完成な皮膚や免疫システムがアトピーの土壌になります。そこに卵や牛乳などの食物アレルギーやダニやホコリ、花粉などの環境要因が重なります。

大人にも同様の原因はありますが、加えて不規則な生活、質とバランスの悪い食事、疲労や睡眠不足、仕事や対人関係のストレスなど〝大人の事情〟が加わります。通院、薬物治療、食事や生活環境の整備など治療自体も、忙しい人は十分できないことも多いでしょう。

子どもは親御さんなどが、全力をかたむけて治療に取り組んでくれます。しかし大人は基本的に自己管理です。病状が悪化していても我慢してしまうので、なかなか症状が落ち着きません。長引いて慢性化しやすく、治りにくいのが大人のアトピーです。

加えて治療の是非があります。現在の標準治療は、人によってはうまくいかないことがあります。原因をきちんと調べて治療方法を見直さないと、何十年もこの皮膚炎に振り回されることがあるのです。

## 医学的な定義では「治らない」疾患？

（公）日本皮膚科学会は、日本のアトピー性皮膚炎の治療ガイドラインを作成しています。それによるとアトピー性皮膚炎とは次のような疾患であるとしています。

「アトピー性皮膚炎は、増悪・寛解を繰返す、掻痒（そうよう）のある湿疹を主病変とする疾患であり、患者の多くはアトピー素因を持つ。アトピー素因とは、家族歴・既往歴（気管支喘息（ぜんそく）、アレルギー性鼻炎・結膜炎、アトピー性皮膚炎のいずれか、あるいは複数の疾患）。IgE抗体を産生し易い素因をさす」

ガイドラインには、あまり楽観できないニュアンスの説明が多いのがおわかりでしょうか。例えば「経過と予後」の項には、

「一般に慢性に経過するが、適切な治療によって症状がコントロールされた状態が長く維持されると、寛解も期待される疾患である」

とあります。

寛解とは治癒とは異なり、治った、とは言えない状態です。それが「期待される」程

度ですから、現在通院しながら治療している方にとっては、非常に心もとないものです。

例えば次のような意見があります。

「治療にあたるお医者さん達は、治療そのものにあまり自信をもっていないように感じられます。治るとは思っていないのではないでしょうか」

アトピーそのものが「寛解も期待される慢性疾患」なので、そういうことになるのでしょうが、そのくらいアトピーの標準治療はぼんやりと頼りないです。

おそらく本音では、「ガイドラインがあるから、それに従うしかない。でも治るとは言えない。だって治った人なんて見たことない。私が自信を持って〝治した〟と言える人なんかいなかった」ということではないでしょうか。

そもそもアトピー性皮膚炎の原因やメカニズムについての説がコロコロ変わっています。はっきりいえば混乱している。それを認めるわけにいかないので、少しずつ説明を変えているように感じる人は少なくないはずです。

## 新説・アトピーはアレルギー疾患ではない!?

特に混乱しているのは、アトピー性皮膚炎とアレルギー疾患の関係です。近年、この２つの関連について明らかに考え方が変わってきました。

これまではアトピーはアレルギー疾患の一種というのが定説でした。アレルギー体質という大きな素地があって、そこにアレルゲンが加わることでアトピーを発症するという考え方です。気管支喘息や花粉症は同じ体質を素地とする類縁疾患としてとらえられていました。今も前述のように、アトピー性皮膚炎はアレルギー疾患の一種というとらえ方は残っています。

アレルギー疾患であれば、血液検査の結果、免疫グロブリンの総ＩｇＥが高い数値を示します。その数値がアレルギーの重症度と判断されていたのです。

しかしアトピーの症状と総ＩｇＥの数値とはあまり相関しないことや、アレルゲン除去が効果的とは限らないとされ、近年はこの２つを分けて考えるべきだという説が強くなってきました。

後述しますが、アトピーか否かという診断基準には総ＩｇＥが重視されなくなり、アレルゲン検査もしないことが多くなってきたのです。特に食物アレルギーとアトピーの関係は、原因がほぼ逆転しつつあります。

## 卵は早めに食べさせる方がよい？

最近の食物アレルギーの新説に対して、長くアレルギー児を育ててきた親御さんたちは驚愕しているかもしれません。

以前は、食物アレルギーがもとにあって、その食物を食べるからアトピーの症状が出ると考えられていました。特に乳幼児〜中学生くらまでは、アトピー＝食物アレルギー、もっと言えば食物アレルギー→アトピーでした。

検査の結果、牛乳や卵にアレルギー反応があれば、牛乳や卵は食べてはいけないことになります。治療の基本は除去食による食事療法です。また卵はアレルゲンになりやすいことから、離乳食として特に卵を食べさせてはいけないとされていました。

そのためアレルギー児の親御さんは、子どもに一口でも卵を食べさせまいとして必死でした。自宅での食事はもちろん、加工食品や外食に卵が含まれていないかどうか目を皿のようにしてチェックしていたものです。給食に卵が入っていれば代わりのおかずを持たせ、友だち同士でお菓子を食べることも、卵が入っているかもしれないので禁じていました。もちろんアレルギー反応が出た食材は全て禁止です。

ところが卵はアレルギー発症とは無関係であるばかりか、早めに食べさせないと、かえってアレルギーになりやすいというのが最新の見解になっています。「卵絶対禁止」から「卵は早く食べさせましょう」への180度転換です。

さらにアトピーは、実際は食物アレルギーが発症する前から起きていることが多く、アトピーの方が食物アレルギーの原因ではないかとする説が主流になってきました。

この説が真実なら、子どもにお菓子を禁じ、必死に除去食を用意してきた親御さんたちの努力は一体何だったのでしょう。本当にそれでいいのか、いつかまたこの説が覆ることはないのか、首をかしげたくなる大転換です。

こうしたアトピー研究の混乱が治療の現場をさらに混乱させ、患者さんを苦しめているのではないでしょうか。

## 無害なものに過剰反応＝アレルギー体質

アトピー性皮膚炎＝アレルギー疾患ではないと述べましたが、もちろん無関係というわけではありません。正確な統計はありませんが、アトピーの半数から7～8割はアレルギー体質だと考えられています（残りの2～3割から半数は、アレルギー体質ではないのにアトピーということになりますが…）。

アレルギー体質のことをアトピー素因と言ってもいいでしょう。

アレルギー体質についてここで簡単に説明しておきます。

アレルギーとは、本来、我々の体を病気から守る免疫システムに何らかの異常が起きて、無害な物質に過剰に反応し、これを排除しようとすることです。花粉症、気管支喘息などたくさんの病気がアレルギー疾患に含まれ、今や日本人の3人に1人は何らかのアレルギー疾患を抱えています(厚労省調べ)。

免疫とは、われわれ人間が、病気から身を守るために、体に侵入する異物を排除する働きのことです。その異物とはウイルスや細菌のような病原体もあれば自然の有毒物質などが含まれます。こうした有害な物質を無害化、無毒化して体外に排出するのが免疫の働きです。

ところがこの免疫システムが、本来は特に害のないホコリ、ダニ、花粉、あるいは食べ物の成分等に過剰に反応し、炎症を起こしてこれを排除しようとするのがアレルギー体質です。その反応がヒトの心身を傷つける花粉症、アトピー性皮膚炎、気管支喘息などがアレルギー疾患です。

# 個人にあてはまらないアレルギーのデータ

アレルギー体質、アトピー素因というものは、親から子へ遺伝しやすいものなので、両親の両方かどちらかにアレルギー疾患があると、その子どももアレルギー疾患になりやすいことがわかっています。

ただし「必ず遺伝する」わけではなく、両親共にアレルギーがあればその子には50％、父親か母親のどちらかがアレルギーであればその半分の25％がアレルギー疾患になる確率と考えられています。

しかし前述の通り、既に「日本人の3人に1人」がアレルギーであり、今後も患者数は増えていくでしょう。またアレルギー体質はあくまで体質なので、親がアトピー性皮膚炎だから子供がアトピー性皮膚炎になるとは限りません。他のアレルギー疾患、例えば喘息や花粉症になる可能性もあります。

ただし昨今の遺伝子研究の進歩で、アトピー性皮膚炎はフィラグリン遺伝子と呼ばれる特定の遺伝子の異常が原因としてつきとめられてきました。今後は治療においてもフィラグリン遺伝子をターゲットとした研究が進んでいくと思われます。フィラグリンについては詳しく後述します。

遺伝と体質に話を戻します。

アレルギーは体質であり、特定の病気ではありません。この体質の人は何らかのアレルギー疾患になりやすいだけでなく、他のアレルギー疾患を合併することもあります。例えばアトピー性皮膚炎と喘息、アトピー性皮膚炎と花粉症といった具合に、同じ体質をもとにして複数の病気になりやすいです。

また乳幼児期はアトピー性皮膚炎と食物アレルギーで、成長と共にアトピーは治り、気管支喘息に移行、喘息が終息してから花粉症になるというパターンもあります。このように成長に伴って異なるアレルギー疾患に変わっていくことをアレルギーマーチと呼びます。

しかしアレルギーをめぐる可能性や確率は、あくまで調査や統計で大づかみされた現状であり、必ずしも個人の状態にはあてはまりません。アトピー性皮膚炎もアレルギー体質だけでなく食物やライフスタイル、仕事やストレスなど様々な因子が複雑に絡み合って起こっています。

従って治療に際しては、一般的な治療だけでなくそれぞれの原因をとらえることが重要になってきます。大人のアトピーでは特に個々の原因の解明と解決が、治療の結果に大きく影響すると考えられます。

## 乾燥肌と湿疹。よくなったり悪くなったりを繰り返す

アトピーの症状についてご紹介していきます。

アトピーの症状の中心となるのは湿疹です。赤く小さなプツプツから少し広い範囲で赤くなる紅斑、赤くジュクジュクした湿疹、皮のむける乾いた湿疹など様々な湿疹が現れます。

場所も顔や首、耳の周りや頭部、首、背中、お腹、お尻、両足など様々なところにできます。特に髪の毛の先がふれる額や目の周り、耳の周り、ひじの内側、膝の裏などが

好発箇所です。

大人と子どもでは湿疹の現れ方に違いがありますが、大きく違うわけではありません。よく「左右対称に現れる」と書かれた本がありますが、そうとも限りません。人によって乾燥しやすいところ、荒れやすい箇所があるので、そうしたところに湿疹が出やすいのは確かです。

様々な湿疹が増えたり減ったりします。アトピー性皮膚炎の定義にあるように「寛解と増悪を繰り返す」、つまりよくなったり悪くなったりを繰り返します。

季節によっても変化し、冬は乾燥しやすいのでかゆみが増え、春には花粉が原因で悪化します。夏は暑くて汗をかき、赤く、かゆみが増します。秋はブタクサなどのアレルギーに、と年中何らかの悪化要因があるものです。

さらにアトピーの人の多くは乾燥肌です。カサカサ、ガサガサしやすく、真夏で汗をかいていても乾燥して皮がむけたりします。

またステロイドや保湿剤の治療を行うと、薬が効いて湿疹が減ってきれいになることもあれば、副作用で皮膚が薄くなったり、赤くなったりします。ステロイド等の薬は免疫力を低下させるので細菌性のにきびもできることがあります。

## かゆみほどつらい症状はない

まず最もつらい症状は「かゆみ」だと言えるでしょう。髪の毛の先がさわる顔や首、背中、ひじや膝の内側、ゴムやベルトでしめつけられる部分などがムズムズ、ムズムズとかゆい。お医者さんは「悪くなるからかかないように」と言いますが、かゆみを我慢できる人などいるのでしょうか。痛みは我慢できても、かゆみは我慢できないものです。

体のあちこちがかゆくなるのはアトピーに限ったことではありません。どんな人でも頭や背中がかゆくなって、ポリポリ掻くことはあります。しかしアトピーの場合、かゆくなる頻度が尋常ではありません。しょっちゅうかゆい。かつ掻いても「かゆみ」が治まらない。掻くことが刺激になってさらにかゆくなる。

健康な皮膚とアトピー性皮膚炎の皮膚

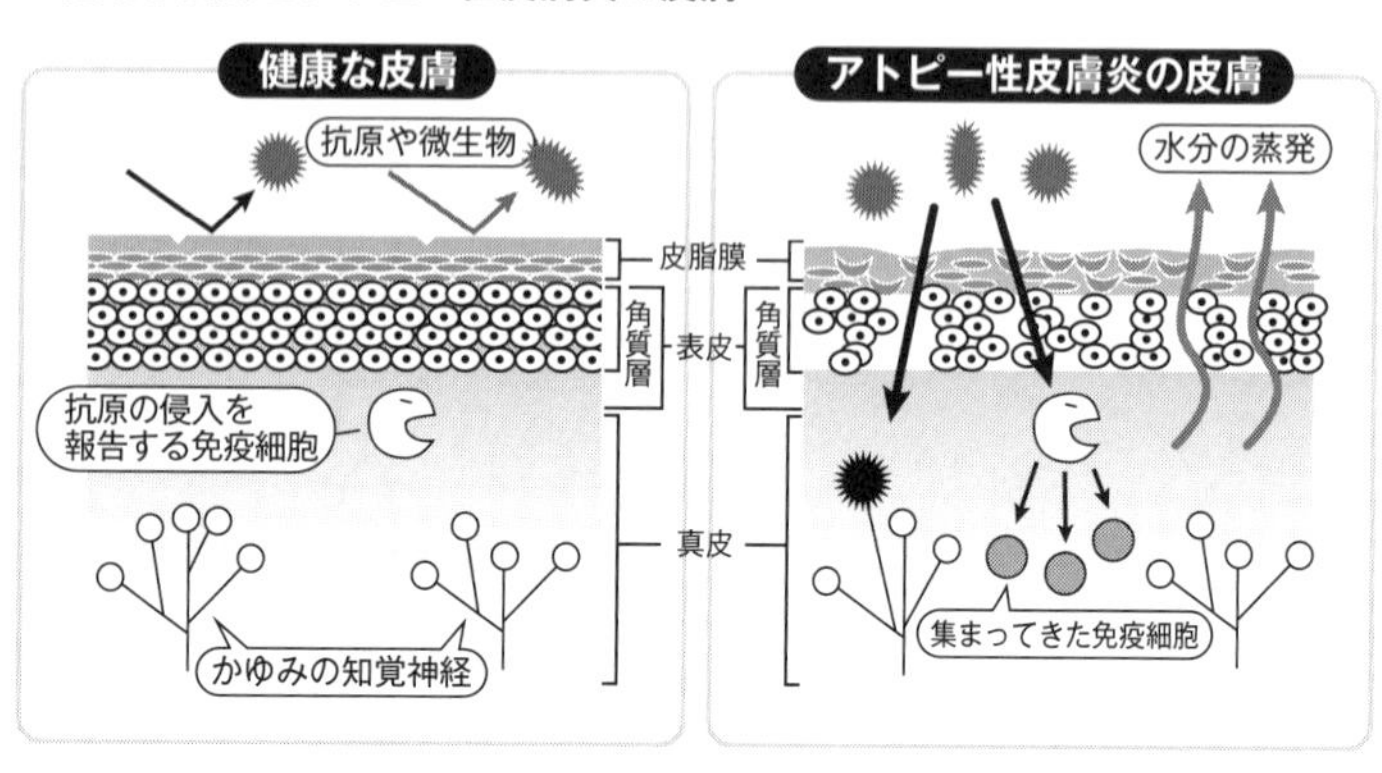


かゆくなるきっかけがある場合もあります。汗をかくとかゆい。お風呂に入って温まるとかゆい。春先など花粉症の季節には顔がかゆい。ベルトやゴムなど体を締め付けたりこすれる箇所がかゆい……。

図をみていただくとわかる通り、皮膚の角質層のすぐ下には、かゆみを感じる知覚神経がありま す。皮膚への刺激や異物の侵入は、すぐにこの知覚神経に伝わり、「かゆい〜〜」となります。健康な皮膚の場合、「掻く」ことでかゆみが治まることが多いのですが、アトピーの場合はそれがうまくいきません。

また健康な皮膚の場合、掻きすぎれば痛みが発生して掻くのを止めます。しかしアトピーの場合、このメカニズムが破綻しています。「かゆい」→「掻く」→「傷つく」→「かゆい」→「掻く」の悪循環です。掻いてかゆみが治まるという反応がうまくいかず、掻くことが刺激となってまたかゆみが発生してしまうのです。

かゆいからといって掻き続ければ、皮膚は傷つき、ますますもろく、刺激が伝わりやすくなります。掻くことが刺激となるだけでなく、かゆみを感じやすくしてしまうのです。掻いて掻いて、血が滲むほど掻いても治まらない。下着やシーツが血のシミだらけになることも珍しくありません。

## 命を守る人体最大の防護組織

ここであらためて皮膚という組織が、私たち人間にとってどんな役目を果たしているかを紹介してみましょう。

皮膚は、全身の総面積が1・6㎡。重さは体重の16％と言われているので、60㎏の人

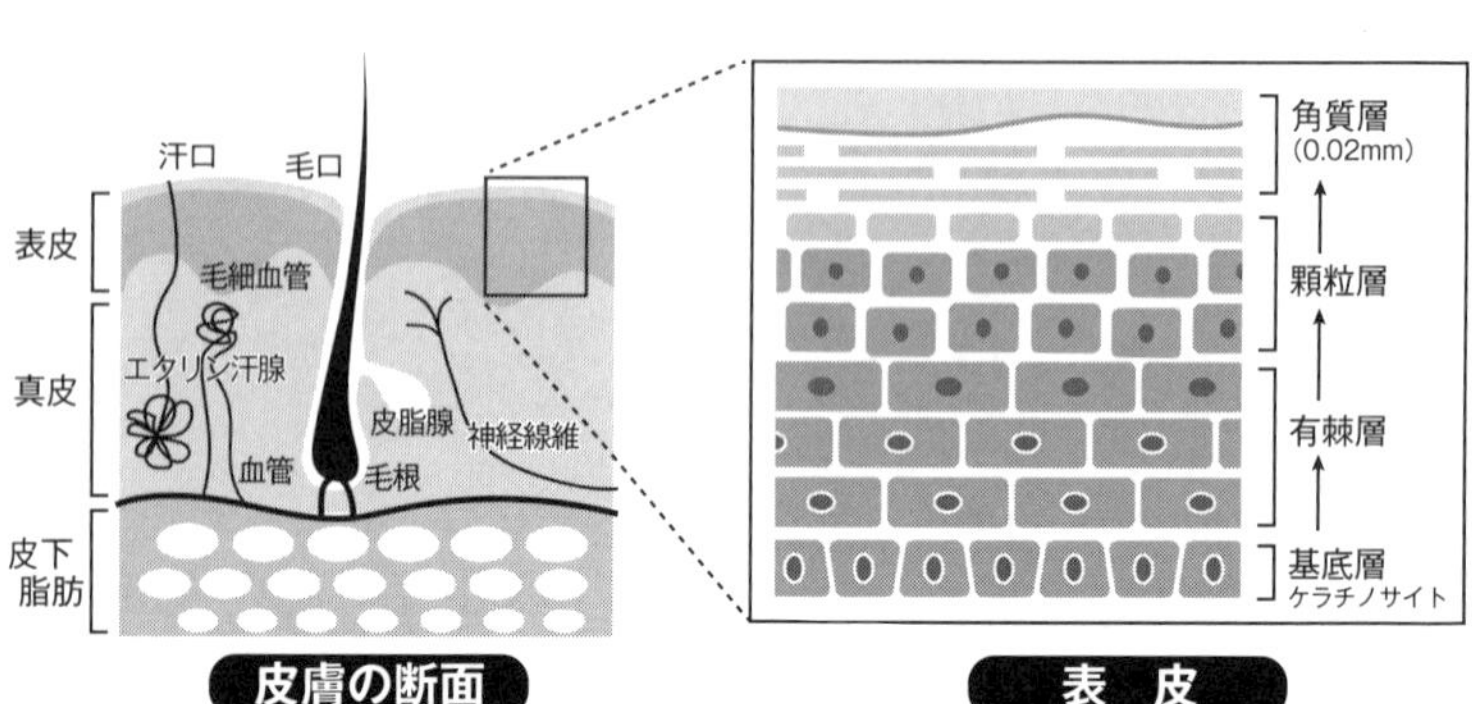

皮膚の断面

表　皮

なら9・6kgもある大きな組織です。表皮は厚さ0・2㎜しかありませんが、全身をくまなく覆い、我々の健康を守っています。

その働きは、

①体内の水分を保持する
②体温を調節する
③細菌やウイルスの侵入を防ぐ
④暑さや寒さ、皮膚への刺激などを感知する
⑤排出する

など多岐にわたり、生命維持にとって欠かせない働きをしていることがわかります。

俗に「全身の○％火傷すると死亡する」と言います。実際は○％などの表面積だけが問題ではありませんが、皮膚の損傷が大きくなると細菌やウイルスの侵入が防げず

感染症になる、体内の水分が急激に失われるといった理由から死の危険が高まることを意味します。そのくらい皮膚がはたす役割は大きく、危険から命を守る強力なバリア機能を持っていることがわかります。

## 慢性的なセラミド不足で水分が失われ続ける

アトピー性皮膚炎の皮膚は、健康な皮膚とどう違うのでしょう。まず皮膚の構造をみてみましょう。

皮膚は、外側から表皮、真皮、皮下脂肪組織の3層構造になっています。表皮の一番外側には皮脂膜、その下に角質層（角層）があります。

角質層は角質細胞で構成されており、角質細胞と角質細胞の間はセラミドと呼ばれる細胞間脂質で埋めつくされています。セラミドは角質細胞同士をしっかり結びつけて、異物が侵入したり、内部の水分が蒸発したりするのを防ぐ接着剤のような役目を

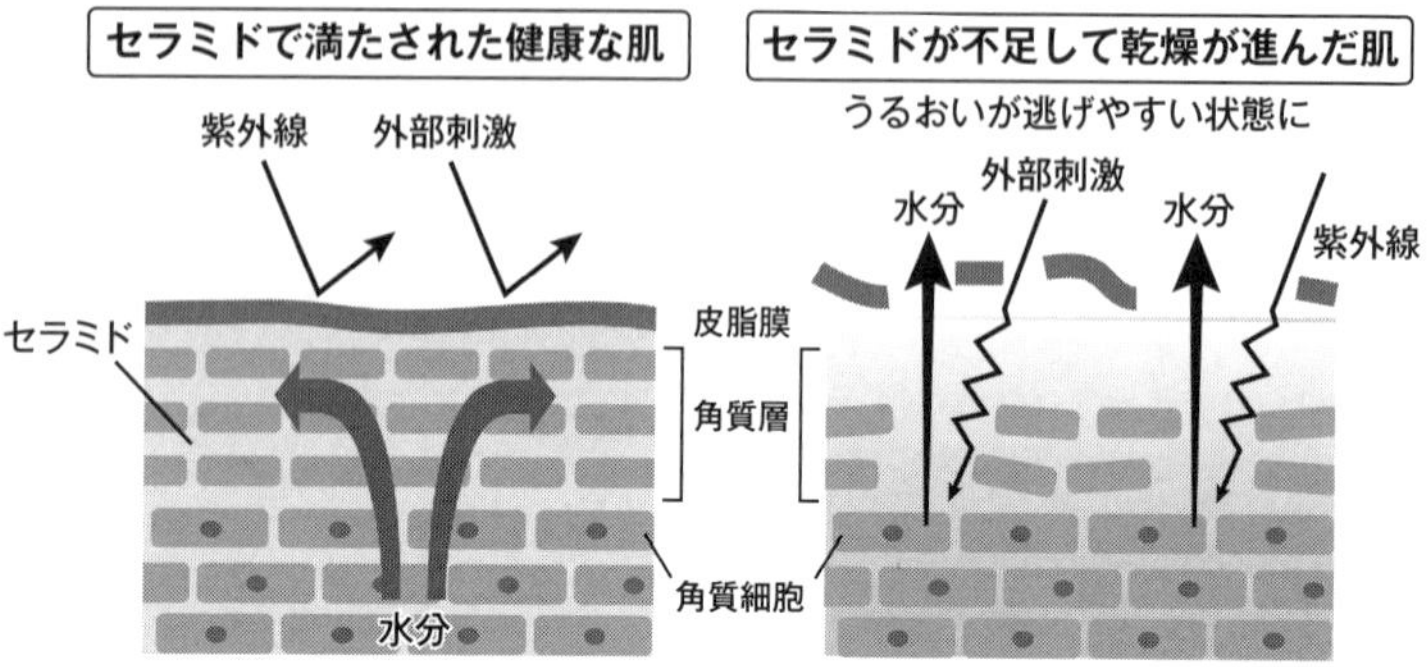

果たしているわけです。角質細胞とセラミドは、皮膚を健康に保つための重要な防御壁というわけです。

表皮の一番底の部分では細胞分裂が起こっており、徐々に表面に向かって上昇していきます。一番上の部分では不用になった角質細胞がはがれ、垢となって脱落していきます。底から新しい細胞が持ち上がり、表面の古い細胞がはがれて新しい細胞と入れ替わる。これがいわゆるターンオーバーという現象です。

アトピーの皮膚では、慢性的にセラミドが不足しています。そのため体内の水分が失われやすく乾燥しているのが特徴です。

アトピーの人は、暑くて汗をかいている時でも皮膚は乾燥気味で、皮がむけやすくなっています。これはセラミドの不足により体内の水分が保持できないためです。加えて汗の塩分の刺激で炎症が起きやすくなります。

こうしたことが積み重なって、皮膚は異物から体を守るバリア機能が低下していき、いっそう異物が侵入しやすく、刺激に反応しやすくなっていきます。

## バリア機能の要・フィラグリンとは何か

アトピーの皮膚では、セラミド不足による乾燥以外にも様々な問題が起こっています。

近年特に注目されているのはフィラグリンという物質です。

フィラグリンは、皮膚の角層（表面の層）の細胞内に存在する主要タンパクです。保湿成分を作り出して皮膚の水分を維持したり、ケラチン（細胞骨格を構成するタンパク質）を集めてしなやかで丈夫な皮膚細胞を作ったりしています。

美容に詳しい方であれば、天然保湿成分ＮＭＦ（Natural Moisturizing Factor）という言葉をご存じでしょう。肌の乾燥を防ぎ、うるおいのある美肌を作るのがＮＭＦ。化粧

フィラグリンの機能

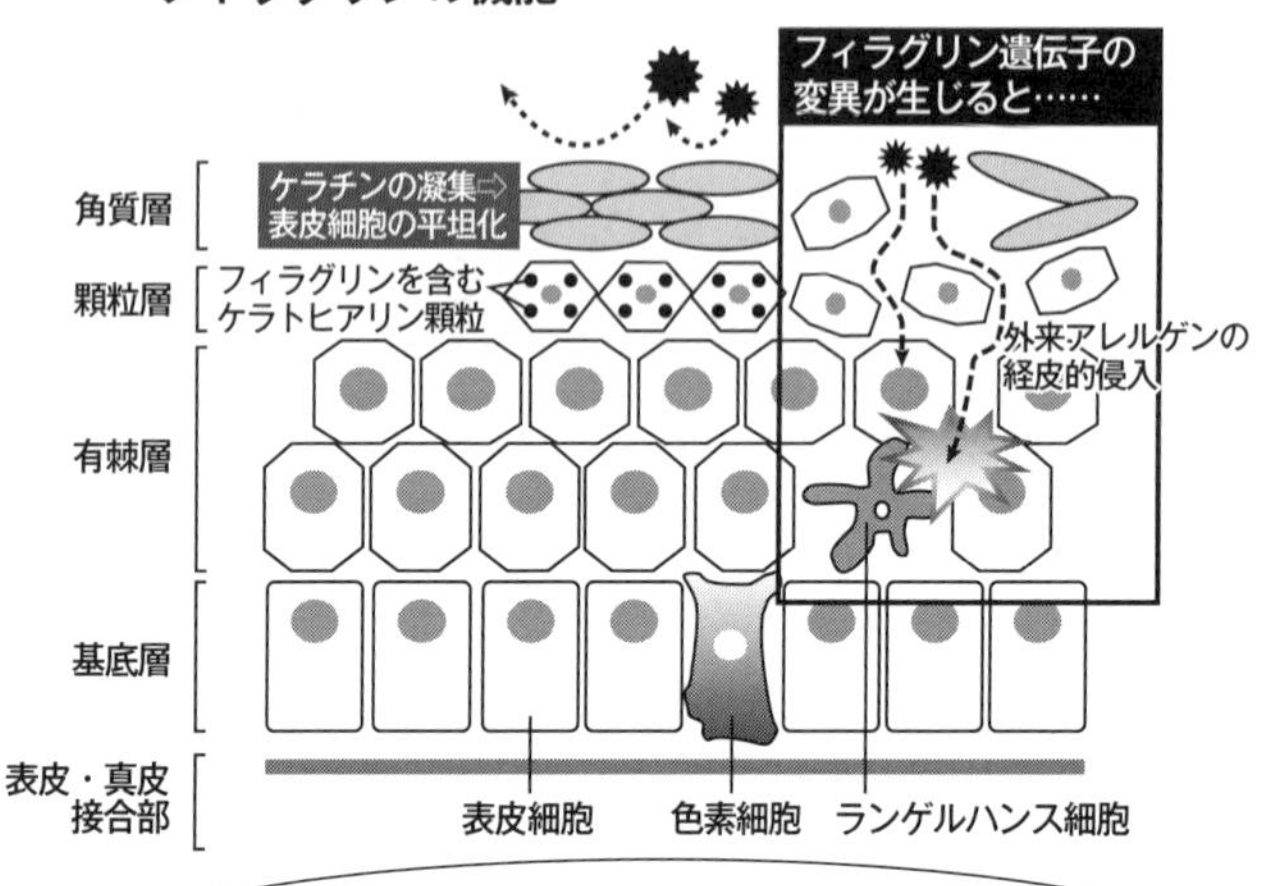


フィラグリンは、ケラチンを凝集させるだけではなく、それ自身が
天然保湿成分として働くことによっても、バリア機能に貢献する

品メーカーが血眼になって研究し、高級美容液に添加している成分ですが、これを皮膚内で産生しているのがフィラグリンです。

　フィラグリンは保湿成分ＮＭＦを作り出し、保湿成分そのものにもなります。皮膚細胞を正常に保ち、細胞の異物の侵入を防ぐ皮膚のバリア機能にとって、きわめて重要な存在です。

## 保湿を担う多彩な働き

フィラグリンは角質層の下の顆粒層というところで、プロフィラグリンという物質として生成されます。プロフィラグリンは、フィラグリンが10個〜12個、数珠つなぎにつらなった大きなタンパクで、これがターンオーバーのサイクルに乗って上昇し、角質層に到達する頃にはバラバラに分解され、フィラグリンになります。

角質層ではさらにアミノ酸に分解されますが、この時にできるのが前述の天然保湿成分ＮＭＦです。

またフィラグリンという名称は、前述のケラチンの繊維を束ねる働きから filament aggregating protein（線維を凝集させるタンパク質）＝ filaggrin 名づけられました。別名フィスチジン・リッチ・プロテインとも言います。

フィラグリンには他にも角質細胞の細胞膜の一部になったり、一番表面の角化細胞が自然にはがれていくプロセスを助けるなど新陳代謝に関わる様々な働きがあると考えられています。こうしたことからフィラグリンは、アトピーはもちろん、皮膚機能に関して重要な役割を担う物質として注目を集めているのです。

例えばこのフィラグリンが極端に不足する尋常性魚鱗癬（じんじょうせいぎょりんせん）という皮膚炎があります。漢字を見るとおそろしげな名称ですが、多くは軽症で本人も気づかないことがある疾患であり、症状は極端な乾燥肌です。皮膚がカサカサに乾燥し、特にひじやかかとなどが角質化して、冬などは粉がふいたような状態になるのが特徴です。ケアしないでおくと魚の鱗のように見えなくもないので魚鱗癬と言います。

ただこの病気は、フィラグリンを作り出すフィラグリン遺伝子に異常があることがわかっており、遺伝性があります。なおかつアトピー性皮膚炎を合併する率がとても高いのです。そのためアトピーとフィラグリン遺伝子の研究という角度から注目されています。

## フィラグリン不足がバリア機能の破綻を招く

ここまでご紹介したように、アトピーに関して近年注目が集まっているのがフィラグリンというタンパク質です。アトピーの原因として、フィラグリンそのものの不足、フィラグリンを作り出すフィラグリン遺伝子の異常が指摘されています。

皮膚の保湿を担うフィラグリンが不足することによって、皮膚の細胞は水分を維持できなくなり乾燥が進みます。乾燥が進むと、表皮の細胞同士がしっかりと結びつくことができなくなり、隙間だらけになります。その隙間が、ダニやホコリ、細菌などの異物の侵入を許してしまうことにつながるのです。これが皮膚のバリア機能の破綻です。

細胞の隙間からダニやホコリなどの異物が簡単に侵入してしまうようになると、表皮の下に控えていた免疫細胞や知覚神経がこれをキャッチし、過剰な免疫反応が起きてしまいます。炎症細胞が集まって炎症性物質がまき散らされ、かゆみが発生します。皮膚の下は大騒ぎです。

アトピーを改善するためには、この悪しき反応を阻止しなければなりません。その反応の原因であるフィラグリン不足、ひいてはフィラグリン遺伝子の異常を修正しなければなりません。そのためにフィラグリンを成分として補う治療、さらにフィラグリン遺伝子の異常を治す方法が研究されています。

２０１３年、京都大学のグループが、フィラグリンを増やし、アトピーを改善する化合物を発見しました。マウスを使った実験でその有効性を発表し、大変注目されました。現在もこの化合物の医薬品化の研究開発は続いているようです。

しかし１つの薬が完成するまでには膨大な時間と費用がかかります。数年、あるいは10年以上必要かもしれません。アトピーに苦しむ多くの患者さんたちのために、早く確かな、そしてできるだけ副作用の少ない薬を実用化してほしいものです。

## サプリメントで不足したフィラグリンを増強

皮膚のバリア機能にとって重要なフィラグリンは、美容業界からも非常に注目されています。バリア機能が正常であれば、皮膚は健康でみずみずしい状態を保つことができるからです。前述の天然保湿成分ＮＭＦもフィラグリンが生成することから、化粧品メーカーでの研究が盛んです。

またフィラグリンの医薬品化には時間がかかるため、サプリメントの開発も行われています。

アトピーの患者さんのほとんどにフィラグリンが不足しています。フィラグリン遺伝子に異常がある人はもちろん、そうでない人でも不足していることがわかっています。皮膚のバリア機能にとって欠かせない物質フィラグリンを補うことは、アトピーの症状を抑え、回復するために大変役立ちます。

アトピーの患者さんは、みなステロイド剤の塗布や抗アレルギー剤の服用を行っています。ガイドラインにそった標準的な治療は既に経験済みで、治療を何年も継続しているのによくならないことに困っている方がとても多い。特に大人はそうです。

何年も続けてよくならないのであれば、従来の方法を続けるだけでなく、別の方法も考えなければなりません。もちろん副作用や弊害のできるだけ少ない方法で。その方法の１つがフィラグリンを補うサプリメントというわけです。

他にもアトピー治療には、アレルゲンをより詳しく特定して除去したり、食事療法やライフスタイルの見直しなど様々な方法があります。標準治療でなかなか症状が治まらない方は、治療法をもう一度考え直す必要があります。

# 第2章

# アトピー性皮膚炎の原因・検査・治療法

## アトピー治療は日本中どこでも同じ

アトピー性皮膚炎はかゆみの強い慢性的な皮膚炎です。かゆみや湿疹はよくなったり悪くなったりを繰り返すという特徴があります。

皮膚科やアレルギー科では、基本的にアトピー性皮膚炎の診療ガイドラインというマニュアルに従って診断や治療を行います。医師が自分の経験や知識を元に行うのではなく（それも大事ですが）、日本中どこの医療機関に行っても同じ診療ができるようになっています。

２０１７年８月の時点で最新なのは『アトピー性皮膚炎診療ガイドライン２０１６』ですので、ここで少し紹介してみましょう。担当の医師がどのように診察し、どのように治療しているのかがわかると思います。

# アトピー性皮膚炎の診断基準

## 1、瘙痒

## 2、特徴的皮疹と分布

### ①皮疹は湿疹病変

○急性病変：紅斑、湿潤性紅斑、丘疹、漿液性丘疹、鱗屑、痂皮

○慢性病変：浸潤性紅斑・苔癬化病変、痒疹、鱗屑、痂皮

### ②分布

○左右対側性

好発部位：前額、眼囲、口囲・口唇、耳介周囲、頸部、四肢関節部、体幹

○参考となる年齢による特徴

乳児期：頭、顔にはじまりしばしば体幹、四肢に下降

幼小児期：頸部、四肢関節部の病変

思春期・成人期：上半身（頭、頸、胸、背）に皮疹が強い傾向

**3、慢性・反復性経過（しばしば新旧の皮疹が混在する）**

乳児では２カ月以上、その他では6カ月以上を慢性とする

上記１、2、および3の項目を満たすものを、症状の軽重を問わずアトピー性皮膚炎と診断する。

わかりやすく説明すると、

1、かゆみがあること

2、特徴的な湿疹が現れること

3、症状が現れたり消えたりを繰り返し、慢性的に続いていること

以上の3つの症状に該当すると、症状の重い軽いにかかわらずアトピー性皮膚炎と診断されます。

2、の特徴的な湿疹についてガイドラインの言葉を説明すると
。急性病変：紅斑（赤い湿疹）、湿潤性紅斑（ジュクジュクした赤い湿疹）、丘疹（プツプツした細かい湿疹）、漿液性丘疹（細かいプツプツした水泡）、鱗屑（皮がむける、フケ、粉をふく）、痂皮（カサブタ）
。慢性病変：浸潤性紅斑・苔癬化（ゴワゴワした硬い状態）病変、痒疹、鱗屑、痂皮

急性病変とはその症状が現れて間もないこと。また現れた症状が長い間続いていると慢性病変ということになります。

アトピーといっても湿疹の状態は様々で、皮がむけたり皮膚全体が赤くなったりすることもあります。また湿疹ではないのですが、首のまわりなどが細かいウロコのようにザラザラした状態になるのも特徴です。

また湿疹など皮膚の症状には、アトピー以外のものもたくさんあります。接触性皮膚炎（かぶれ）、脂漏性皮膚炎、かい癬、あせも、手湿疹など。あるいは膠原病の皮膚症状などがあります。

こうしたアトピー以外の皮膚症状は治療法が異なるので、専門医がきちんと鑑別し診断しなければなりません。ただしアトピーの症状とアトピー以外の皮膚病変は合併することもあります。

## 「かゆみ」を客観的に診断する

前述の診断基準でアトピーと診断されたら、医師は詳しい病状を調べていきます。全身のどこにどのような湿疹や病変があるかを目で見て確かめ、触って状態を診ます。カルテに簡単なヒト型の絵があり、湿疹の箇所が書き込まれるのをご覧になった方もおられるでしょう。

特に重視されるのはかゆみの度合いです。かゆみはアトピーの主症状であり、最もつらく、一刻も早く治したいものです。患者は、どこがどのようにかゆいのか、医師にどんどん伝えてほしいと思います。

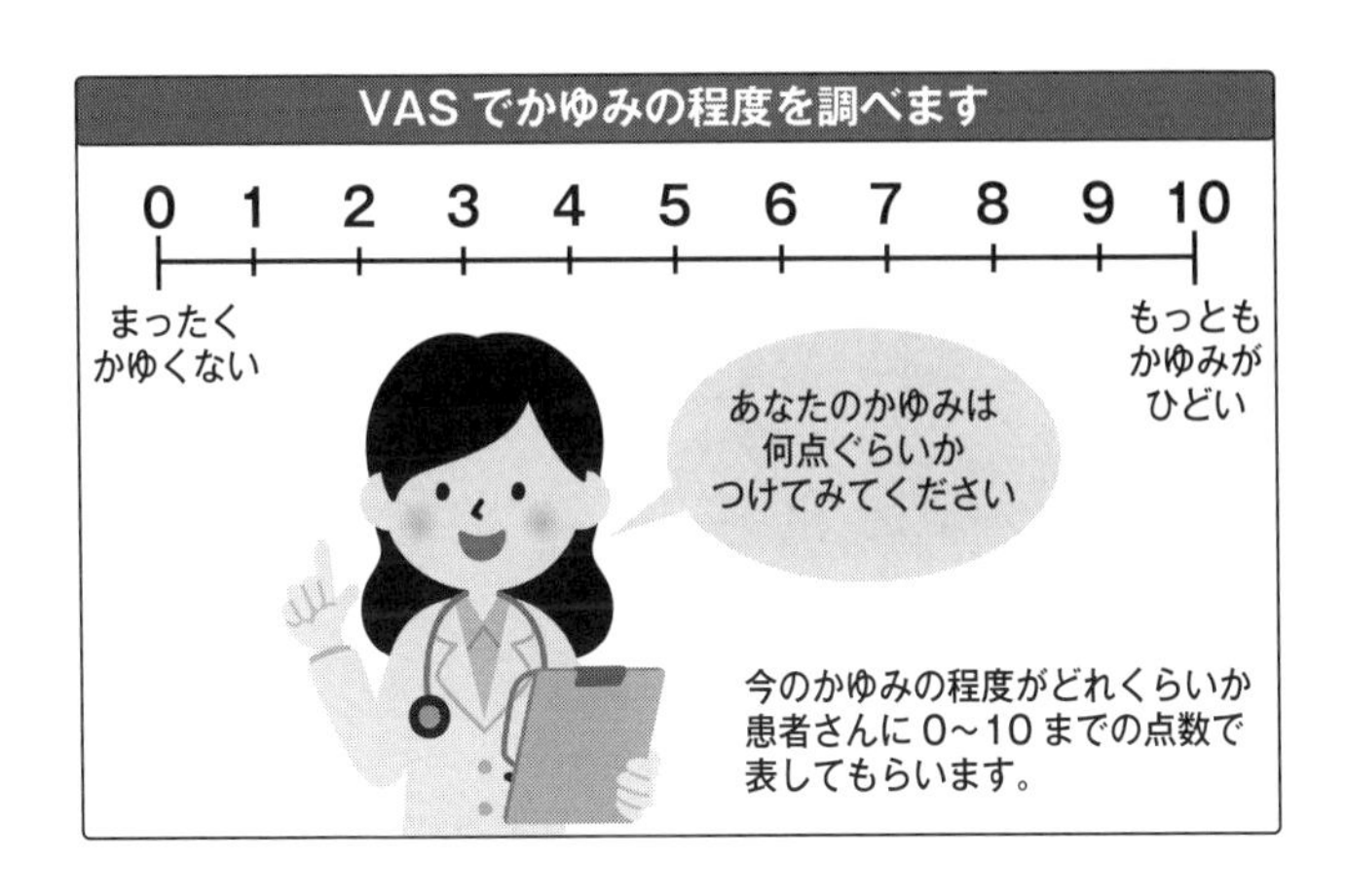


ただかゆみには、度合いを表す検査の数値というものがありません。血圧や血糖値のような客観的で誰にでもわかる指標がないのです。例えば血圧なら、拡張時血圧130以上は高血圧、といった診断ができますが、かゆみにはそれがないのです。

そこで医療機関ではVAS（visual analogue scale）という方法を使って、患者のかゆみの度合いを把握します。VASとは、紙に（VAS）10㎝くらいの線を書いて10段階の目盛りを書き、全くかゆみのない「0」から、最もひどいかゆみ「10」までのどこにあたるか、患者に答えてもらう方法です。

名称どおりアナログな方法ですが、患者も医師も、これで「かゆみ」を客観的にとらえることができ、治療によってどう変化するかもわかりやすくなります。

例えば最初の診察でＶＡＳが「10」という耐え難いレベルだったのが、治療によって「７」、「５」、「２」と下がってくれれば、かゆみはかなり解消されていると判断できるわけです。

## 数値でわかるアトピーの血液検査

アトピー性皮膚炎には、アレルギーの度合いなどを調べる血液検査があります。ＴＡＲＣ（ターク、タルクともいう）、総ＩｇＥ、特異的ＩｇＥなどを調べます。

ＴＡＲＣ（Ｔｈ２ケモカイン：thymus and activation-regulated chemokine）

現在、皮膚科やアレルギー科で最も重視されている検査です。アトピー治療の転換期に至り、最近登場した検査項目です。日本における治療の指針を示す『アトピー性皮膚炎診療ガイドライン』では、2016年（最新）から登場しました。

アトピーでは、色々な刺激をきっかけにして、表皮の細胞から、特定の免疫細胞を呼び寄せるタンパク質TARCが産生されます。TARCによって免疫細胞の一種であるTh2が表皮に集まり、炎症を悪化させ、湿疹などが起こるのです。

TARCを検査すれば炎症の度合いがわかるので、アトピーの重症度を最も反映するとされています。

皮膚を目で見て、きれいで健康そうに見えても、皮膚の下では炎症が続いていたり悪化していたりします。それを把握し、また症状の改善や悪化を診るためにもTARCが重要だというわけです。

TARCの基準値は成人で450pg／mℓ未満ですが、重症の人は3000pg／mℓを超える場合も珍しくありません。非常に高い数値の患者が改善して500～700pg／mℓ以下まで下がると、見た目でもアトピーとはわからない程度になります。

アトピーの重症度の判断基準としても読むことができます。成人の場合、700pg／mℓ未満は軽症、それ以上は中等症と考えます。

**TARCの基準値**

| | |
|---|---|
| 成人 | 450pg／ml未満 |
| 小児（2歳以上） | 743pg／ml未満 |
| 小児（1歳以上2歳未満） | 998pg／ml未満 |
| 小児（6か月以上12か月未満） | 1367pg／ml未満 |

## アレルギー反応全体の度合いを表す総IgE、個別のアレルゲンを調べる特異的IgE

IgEとは免疫グロブリンのことで、アレルギー反応を起こすタンパク質がどのくらいあるかを示しています。

総ＩｇＥとは、アレルギー反応全体の強さを示しています。以前は総ＩｇＥ値が大きいほどアトピー素因が強く、強いアレルギー反応が起きると考えられていました。ところがＩｇＥが低くても重症のアトピーであったり、逆にＩｇＥが高くてもアトピー症状が皆無であることも珍しくありません。つまりアトピーとＩｇＥは必ずしも相関しないことがわかってきたのです。

またアトピー治療の方針がアレルギー反応中心から皮膚の炎症重視にシフトし、第1章でご紹介したフィラグリン遺伝子の異常などがクローズアップされるようになったことから、総ＩｇＥは参考程度のものになっています。

一方特異的ＩｇＥは、患者が何に対してアレルギー反応を起こすかを調べるものです。代表的なところではダニ、ハウスダスト、ペットの毛、カンジダ、カビ、花粉などの環境因子、あるいは卵、牛乳、小麦粉、大豆などの食物因子に対する反応を調べます。

現在特異的ＩｇＥは、1回の簡単な採血で39種類の抗原について調べることができるようになりました（Ｖｉｅｗ39アレルギー検査）。この検査は条件を満たせば保険適

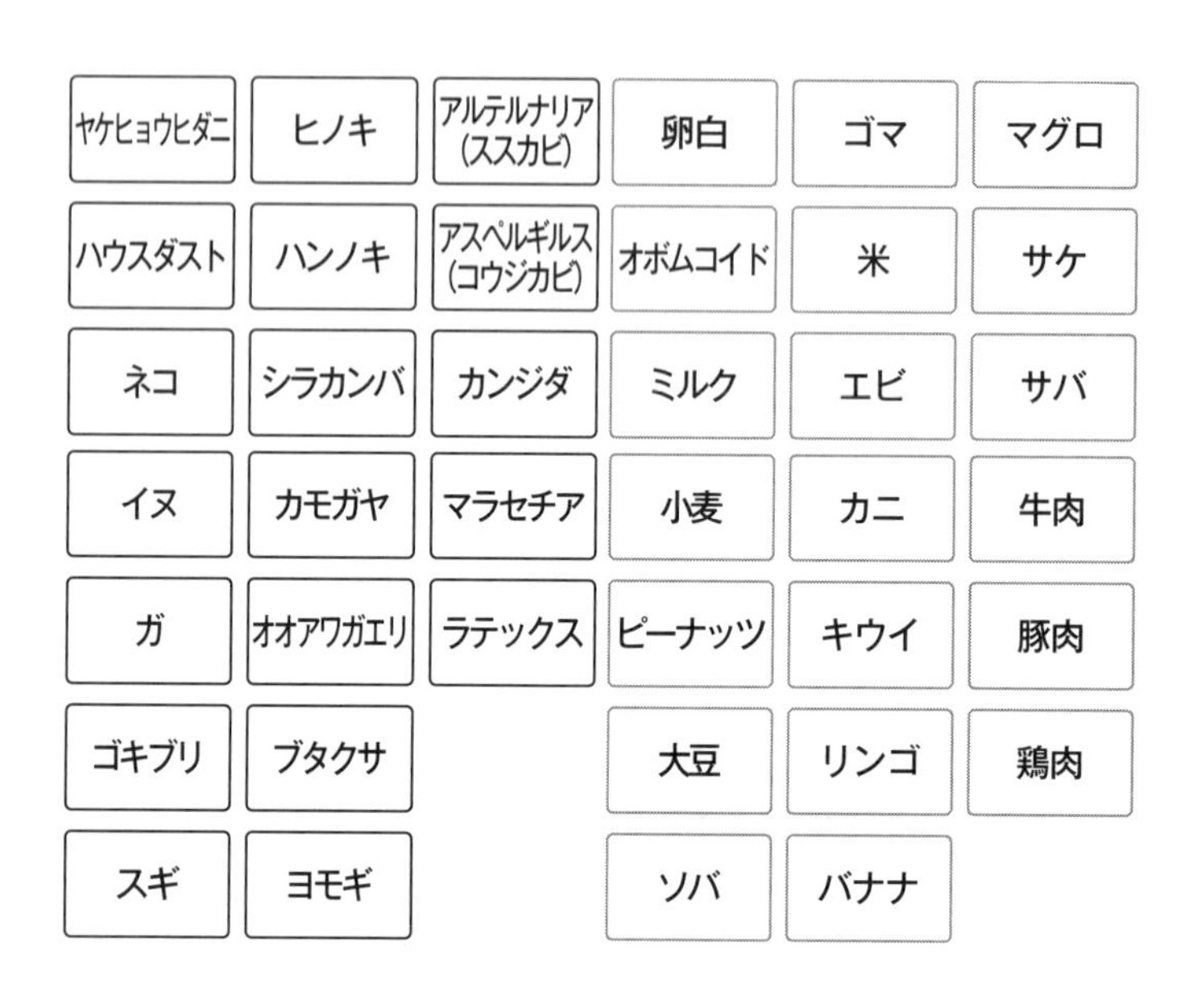


応になり、医療機関にもよりますが窓口負担額は3割負担で5000円前後のようです。

これらの物質がアレルゲンであることがわかれば、患者の病状を見ながら除去、あるいは減量などの方法を検討することもできます。

また実際に調べることができるアレルゲンの種類は39種類だけではなく、食物、植物、動物、環境要因など全て合わせれば数百種類を超えています。何か思い当たること、例えばトマトを食べると口内がかゆいといったことがあれば、個別に調べることもできます。実際の検査は専門の会社が請け負っているので、医療機関に相談してみるとよいでしょう。

## 好酸球のパーセンテージでわかる炎症の度合い

アトピーでは皮膚で炎症が起きています。この時血液中には、好酸球という炎症を起こす免疫細胞が増えています。基準値は2〜7%くらいですが、炎症が進むと20%以上になることもあります。ただしアトピー以外の炎症でも増加するので、検査結果は1つのデータとして見ます。

## 原因物質に対する反応をみる検査

アトピーの原因物質を特定するために、血液検査以外にも、直接、原因物質を皮膚につけたり食べたりして反応をみる検査を行うことがあります。

スクラッチテストは、針で少しだけ皮膚をひっかいて原因とみられる物質をつけ、赤くなる炎症反応が出るかどうかを見ます。

パッチテストは原因とみられる物質を皮膚に貼り付け、反応をみます。

食物除去・負荷試験は、原因とみられる食物を一定期間禁止し、症状が改善するかどうかみます。その後、原因とみられる食物を少量ずつ食べて、症状が悪化するかどうか観察します。ただしこの検査はアナフィラキシー・ショックのリスクに対応できる施設で、専門医が行い、危険がないように進められます。

## アトピーの重症度を判断する

以上のような検査の結果からアトピーの重症度を判断し、治療法を検討します。重症度の基準は専門的で複雑なものから、わかりやすい簡便なものまであります。ここではアトピー性皮膚炎治療のガイドライン2016で紹介されているものをご紹介します。

軽　症：面積に関わらず、軽度の皮疹のみみられる
中等症：強い炎症を伴う皮疹が体表面積の10％未満にみられる
重　症：強い炎症を伴う皮疹が体表面積の10％以上、30％未満にみられる
最重症：強い炎症を伴う皮疹が体表面積の30％以上にみられる
＊軽度の皮疹：軽度の紅斑、乾燥、落屑主体の病変
＊＊強い炎症を伴う皮疹：紅斑、丘疹、びらん、浸潤、苔癬化などを伴う病変
（文献：厚生労働科学研究・アトピー性皮膚炎治療ガイドライン２００８より引用）

アトピーの重症度は様々な理由で変化します。そもそもこの皮膚炎はよくなったり悪くなったりを繰り返すのが特徴なので、治療がうまくいってもそのまま完治にたどりつくのは難しく、アップダウンがあります。

しかし薬物療法とライフスタイルのコントロールを上手に進めていくと、症状がないか、気にならない程度に改善するとされています。

## 基本は薬物療法。アレルギーよりバリア機能を守ること

検査によってアトピーの病状と重症度がわかったら、いよいよ治療開始です。医師は患者に重症度を含め病状を説明し、ふさわしい治療法を勧めるでしょう。

今日のアトピー治療の中心は薬物療法です。

実はアトピー治療は近年転換期を迎えています。病気の成り立ちに関する考え方も

変わってきました。第1章でも述べているように、アトピーはまずアレルギーありきではなく、皮膚のバリア機能の異常が大元だという考え方に変わってきたのです。

というのも近年、フィラグリン遺伝子の異常が発見され、これまでよくわからなかったアトピーの発症や進行の成り立ちに説明がつくようになったからです。フィラグリン遺伝子は皮膚のバリア機能に関わる重要な遺伝子であり、ここに異常があってはじめてアレルギーが起きやすくなると考えられるようになりました。

逆に言えば、いくらアレルギーの（アトピーの）素因を持っていても、フィラグリン遺伝子に異常がなければアトピーを発症せずにすむ可能性が高くなります。これまで免疫グロブリンの総ＩｇＥの値が高くてもアトピーにならない人がいることも、これで説明がつきます。

そのため最近は、アレルギー反応を起こさないための対応、例えばアレルゲンの除去、減量といった対策があまり勧められなくなりました。そんなことをいくらがんばっても、フィラグリン遺伝子に異常があって皮膚のバリア機能が壊れてしまえばアトピーになるし、悪化を止められない。アレルゲンの除去ではなく、皮膚のバリア機能を守ることの方が最重要課題である、という考え方です。

現在のアトピー治療は、まず保湿、そして皮膚の炎症を止めてバリア機能を守ることです。

## まず充分な保湿。炎症を抑える薬で皮膚を正常な状態に

現在のアトピー治療は、次の3本柱で進められます。
①保湿とスキンケア
②炎症を抑える薬物療法
③悪化因子の除去や軽減
第1章でご紹介したように、アトピーの皮膚はバリア機能が弱っていて、とても乾燥しやすいのが特徴です。そのために刺激に弱く、異物が侵入しやすく、免疫も過剰

に反応し、炎症が起きます。

従って治療の第1は、保湿剤によって皮膚のバリア機能を補って乾燥を防ぎ、刺激や異物の侵入を防ぐことです。また皮膚表面を清潔に保つこともバリア機能を補完するために重要です。

第2に既に起こっている炎症をステロイド剤やタクロリムスという薬剤で抑えます。

必要に応じて抗アレルギー剤や抗ヒスタミン剤などを服用して、体内での過剰な免疫反応を抑え、かゆみを抑えます。炎症が治まったら徐々に保湿中心の治療にしていき、ほとんど症状がない状態をめざします。そして薬を使わなくても、症状がない状態を維持できるようにしていきます。

治療開始時から重症の患者、悪化が止まらない患者の場合、ステロイド剤の服用や紫外線療法なども採用されます。

標準治療の3番目は、アレルゲンなどの悪化因子を特定し、これを除去、軽減する方法です。

実際の治療は、医療機関を受診してアトピーと診断されるところからはじまります。

重症度によって薬剤が異なり、治療の進め方が異なります。

また子どもと大人ではアトピーの原因も違う場合があり、使用できる薬もかなり違います。

本書は主に大人のアトピーを対象としているので、治療法も主として大人を対象にした方法をご紹介します。

## ①保湿とスキンケア

### 炎症のもとになる異物や細菌を洗い流し清潔を保つ

アトピーの患者の皮膚はバリア機能が低下しているため、ダニやホコリ、花粉などの本来は害のない物質にも過敏に反応してしまいます。また皮膚表面では、黄色ブドウ球菌などの細菌が繁殖しやすく、炎症を悪化させています。

皮膚を健康な状態にするためには毎日入浴やシャワーを欠かさず、皮膚の汚れや刺激物、細菌などを洗い流すことが大切です。汗も刺激物であり、細菌の繁殖を招きます。暑さや運動で汗をかいたら、早めに洗い流して清潔を保つことが大切です。

皮膚のバリアを守って清潔にするのが目的なので、ナイロンタオルでゴシゴシこすったりせず、石鹸などを泡立てて手でやさしく丁寧に洗います。ぬるめのお湯でしっかり石鹸成分を洗い流します。

ただし入浴やシャワーには、皮膚をおおっている皮脂も流れてしまい、乾燥しやすくなるというデメリットもあります。体を洗った後は、皮膚が乾ききる前に保湿剤を塗って水分を逃がさないようにすることが大切です。

## 保湿剤はたっぷり使う。1日に何回でも塗る

保湿剤は医療機関で処方されます。市販の保湿剤を使う場合は、アルコールなど刺激のある添加物が入っているものは避けましょう。

保湿剤の塗り方は、「たっぷりと皮膚を覆うように」が基本です。湿疹のある箇所は

もちろん、乾燥しやすいところはまんべんなく塗ります。理想はお風呂の後のしめった皮膚に塗ること。皮膚の潤いや水分を保湿剤でパックしてしまう感じです。

ステロイド剤などの抗炎症薬を塗る場合は、先に保湿剤を塗ってから、その上に抗炎症薬を塗ります。

保湿剤には色々なものがあります。医療機関でよく処方されるものには油脂性軟膏であるプロペト、亜鉛華単軟膏、アズノールなど、ヘパリン類似物質であるヒルドイドなど、尿素クリームであるウレパール、ケラチナミンなどがあります。

それぞれ軟膏、クリーム、乳液、ローションなど色々な状態のものがあるので、季節や好みに合わせて使いやすいものを複数常備し、工夫して使い分けます。乾燥しやすいひじの外側やお尻、膝やふくらはぎは軟膏、汗をかきやすい首や顔はローションといった具合です。

## ②炎症を抑える薬物療法

### ステロイド剤の使い分け

アトピーの薬物療法に使う薬の代表格はステロイドとタクロリムスです。

ステロイドは、人の体で作られる副腎皮質ホルモンと同じものを人工的に薬剤にしたものです。炎症を抑える力が非常に強力である反面副作用も強く、使い方には注意が必要です。アトピーでは基本的には外用剤、つまり塗り薬として使い、炎症のある箇所、湿疹の箇所に塗ります。

外用剤のステロイドはごく弱い効き目のものから強力なものまで5段階(7段階の場合もある)になっており、皮膚の状態や塗る場所によって使い分けます。通常、何種類もの薬が処方されます。

薬の塗り分けはなかなか大変ですが、やむをえない理由があります。皮膚の場所によって炎症の状態が異なるだけでなく、薬が吸収されやすい部分もあれば、そうでない部分もあるためです。

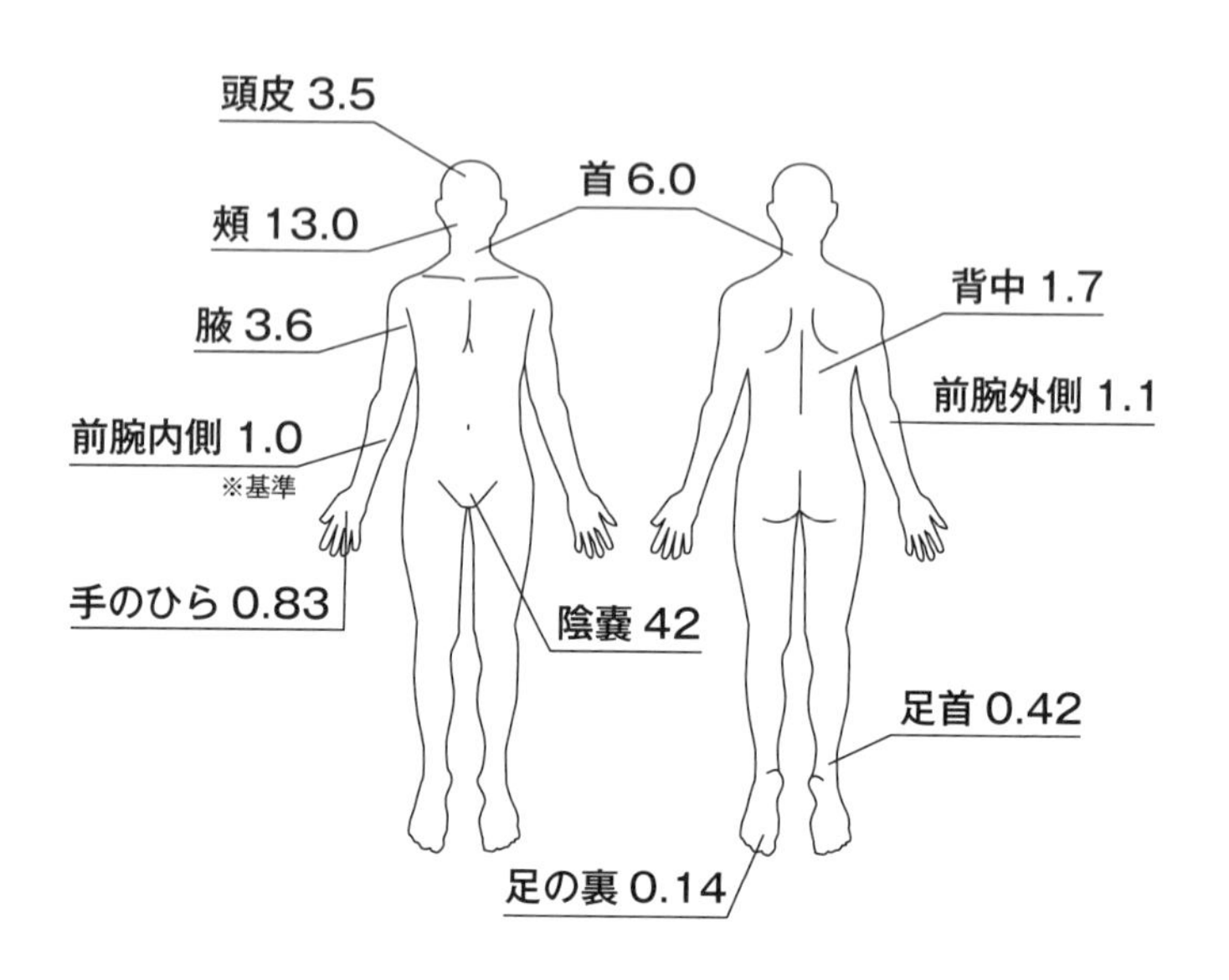


体の中で最も薬の吸収がいいのは顔、逆に最も吸収されにくいのは足の裏です。ですから同じ程度の炎症に見えても、顔には弱いステロイド、足裏には強いステロイドを塗ることになります。

上のイラストは、薬の吸収されやすさの違いを意味しています。前腕内側を「1」とした場合の、他の部位の吸収の度合いです。ほっぺたと足の裏では、およそ100対1もの違いがあるのがおわかりいただけるでしょう。

## ステロイド剤の5段階

ステロイドの塗り薬には、次頁の表のように最も強いストロンゲストから最も弱い

| ステロイドの強さ | | 主な商品名（五十音順） |
|---|---|---|
| 強 | Ⅰ群 strongest | ジフラール、ダイアコート、デルモベート |
| ↑ | Ⅱ群 very strong | アンテベート、シマロン、テクスメテン、トプシム、ネリゾナ、パンデル、ビスダーム、フルメタ、マイザー※、リンデロンDP |
| | Ⅲ群 strong | アドコルチン、エクラー、ザルックス、フルコート、プロパデルム、ベトネベート、ボアラ、メサデルム、リンデロンV |
| ↓ | Ⅳ群 medium | アルメタ、キンダベート、ケナコルトA、リドメックス※、レダコート、ロコイド |
| 弱 | Ⅴ群 weak | プレドニゾロン |

▷ステロイド外用薬は、上の表のように、強いものから順にⅠ群～Ⅴ群の５段階に分類されています。
▷※のついている薬は他の群に分類される場合があります。

ウィークまで5段階に分かれています。これらの薬を、炎症の状態や皮膚の場所によって使い分けます。

それぞれの段階に属する薬は数種類あります。また同じ薬でも名称の異なるジェネリック医薬品に替える場合もあるので、種類が多い上にややこしいのが現状です。さらに同じ薬にもローション、クリーム、軟膏があるなど違いを覚えるのも大変ですが、「同じステロイドだから」「ちょっと強いか弱いかの違い」などとは考えず、きちんと区別して使わなければなりません。

一般的に、同じような炎症があっても、顔にはマイルド以下の弱めの薬、体幹や手足にはストロングやストロンゲストの強い薬が処方されます。体幹や手足にマイルド以下の薬が処方されることは少ないようです。また子どもの場合は、大人より1ランク弱い薬が処方されます。

同じ程度に見える湿疹でも、顔と体幹では強さの違う薬を使うことをお忘れなく。万一顔に、体用の、例えばアンテベートを塗り続けたりすると、やはり副作用の危険が高くなります。

## プロアクティブ療法でまずは強力に炎症を抑える

最近のアトピー治療は、治療開始時は強めのステロイド剤が処方され、炎症が治まるにつれて徐々に弱い薬に変えていく方針になっています。こうした方法をプロアクティブ療法といい、アレルギーや自己免疫疾患全体の治療方針でもあります。

プロアクティブとは「積極的な」「前向きな」「先を見越した」という意味です。弱い薬から徐々に強い薬に変えていくのとは逆で、まず最初に強い薬で強力に病状を抑えてしまいます。そうして安定した状態が続くようになってから、徐々に弱い薬に変えていきます。

アトピーにおいては、表面的には皮膚の状態がよくなったように見えても、皮下では目に見えない炎症が続いていることがあります。組織学的には炎症細胞が残っており、TARCの数値も下がっていない状態です。この状態で大丈夫だと思って薬を中止すると、また炎症がぶり返します。そこでまた同じ薬を使って炎症を抑えるという繰り返しになり、安定した状態がほとんどない、慢性的な炎症が続くことになってしまうわけです。

そこでまず見えるものだけでなく見えない炎症も強力に抑え、安定した正常な皮膚の状態に一度引き戻します。その状態が一定期間維持できたら、それから徐々に弱いステロイドに変えていきます。最終的に保湿剤だけでも無症状の状態が続くことをめざすのです。

もちろんこの方法でアトピーが治った人がいるわけではありません。ステロイドはアトピーを完治させるのではなく、寛解＝症状のない状態に導く薬です。

それでも皮膚がきれいな状態が一定期間続くことには、大きな意味があります。きれいな自分の肌を取り戻すことは、患者にとって何にも代えがたいものです。その状態をできるだけ維持することが、治療の目標になっています。

## ステロイド剤の上手な使い方

ステロイド剤は炎症を抑える力が非常に強い、よく効く薬です。いわゆる「キレのよい」薬です。

ここでいうステロイド剤とは外用薬、つまり患部に塗るステロイドのことです。皮膚表面に塗るステロイドは、後述する服用するステロイドほどおそれる必要はないとされますが、副作用がないわけではありません。どのような薬にも大なり小なり副作用がありますが、強い薬はよく効く代わりに副作用も強いと考えていいでしょう。

従って使い方には十分注意し、漫然と同じ薬を使い続けるようなことは避けるべきです。効くからといって強い薬を使い続けると、やはり副作用が現れます。必要な時に必要な量を使うことが基本です。

逆に、ステロイドはこわいからといって、弱い薬を少量だけ、おっかなびっくり使い続けても効果は出にくいでしょう。

長期連用は避け、炎症やかゆみをしっかり抑えようという時に、医師の指示の期間を守って使うとよいとされます。

多くの患者が感じているのは、ステロイドの連用はいけないとされるにも関わらず、炎症が治まっていなければ、すぐにそれより強いランクの薬が処方されることへの疑問です。それで症状が治まれば、間を置かずにランクの低い薬が処方されます。一体いつ連用を止めることができるのだろうかと首をかしげる患者は多いのです。

## ステロイド剤(外用薬)の副作用とは

ステロイド剤には次のような副作用が現れることがあります。
・皮膚の萎縮、稀に皮膚萎縮線条
皮膚が薄くなって萎縮し、細かいシワが寄ったようになる。
・多毛
薬を塗ったところに毛が生えたり、毛が濃くなったりする。

・皮膚が赤くなる

薬を塗ったところの毛細血管が拡張して赤くなる。

・酒さ

「ステロイド酒さ」といい、頬や額を中心に毛細血管が拡張して皮膚が赤くなり、赤ら顔が続く状態。赤いブツブツが現われることもある。

・感染症

ニキビ、水虫、カンジダ、かい癬、水いぼ、とびひ等の誘発と悪化。

ステロイドという薬の特徴は炎症を抑え、免疫を低下させることです。これによって過剰な免疫反応、アレルギー反応を抑えるので炎症が治まりますが、一方で細菌やウイルスの増殖を抑える力も同時に低下します。そのため皮膚の感染症を招きやすくなるわけです。

感染症を防ぐためにはまず患部を清潔に保つことです。毎日入浴やシャワーで皮膚表面を洗い流し、細菌やウイルスの増殖を防ぎましょう。

感染症以外の副作用は、ステロイド剤を使わない状態が維持できると回復するとされています。

## タクロリムス（製品名プロトピック軟膏）とは何か

タクロリムス、製品名プロトピック軟膏は、近年ステロイド剤に代わって多く処方されるようになりました。特に大人のアトピー患者に勧められており、既にお使いの方、ご存じの方も多いでしょう。

この薬はもともと肝臓や腎臓、肺、骨髄など臓器移植時の拒絶反応を抑えるために認可された免疫抑制剤です。後にアトピー性皮膚炎、重症筋無力症、関節リウマチなど自己免疫にかかわる病気の治療に使われるようになりました。軟膏としてアトピーに使われるようになったのは1999年からです。

この薬のもととなる物質は、筑波山ろくの土壌中の放線菌の一種ストレプトマイセス・ツクバエンシスであり、開発したのは日本の製薬会社です。

タクロリムスは、ステロイド同様、皮膚の免疫を抑える働きがあります。免疫細胞であるT細胞の働きを抑え、炎症を起こす物質の産生を阻止します。ステロイドと働きは似ていますが、長期連用しても副作用（皮膚の萎縮、血管拡張、多毛など）が出にくいなどの理由で、最近は積極的に勧められるようになっています。

## タクロリムスのステロイドとは異なる副作用に注意

タクロリムス（プロトピック軟膏）は、使い始めにピリピリした熱感、しみるような刺激を感じることが多いようです。この反応は医師から「使っているとだんだんなくなる」と説明されるようですが、痛いほどピリピリする人もいるため、使用を中止する場合もあります。

他に皮膚のかゆみや発疹、赤みなどが現れることがあります。

免疫を抑える力が強いことから、皮膚の細菌やウイルスの繁殖を抑える力が低下します。そのためニキビや白癬、カポジ水痘様発疹症などを誘発することがあります。

これらの皮膚炎は、アトピー性皮膚炎に合併することがあるため、仮に発症してもプロトピック軟膏の副作用だと断定することはできません。しかしこの薬の添付文書にも記載されている情報ですので、実際に起こりうることは確かです。

なおこの薬の説明書には、マウスを使った実験で、タクロリムスを長期間塗り続けた場合に、リンパ腫が発生した例があるという断り書きがあります。特にタクロリムス軟膏に紫外線の影響が加わった場合とのことです。この薬を処方される時には「紫外線に当たる前には塗らない、イコール夜、塗布する」よう指示があるはずです。

動物実験の結果がそのままヒトに当てはまるとは言えません。使用が始まって十数年なのに安心と言い切るにはまだ早いと思います。

使用する際は、ステロイド同様、長期連用は避け、必ず夜のみ最低量使用するよう気をつけるべきです。

## 塗り薬より大きいリスク。ステロイドの内服・注射・点滴

ステロイドやタクロリムスの塗り薬を使ってもなかなか炎症が治まらず、かゆみがひどい場合、ステロイドの飲み薬が処方されることがあります。注射や点滴もあります。使われるのはステロイド剤のプレドニン、ステロイドと抗ヒスタミン剤の複合剤

のセレスタミン、ベタセレミンなどです。

これらの薬は非常に効き目が強く、かゆみも炎症も驚くほど早く治まります。

けれどもその副作用、そしてリバウンドは、塗り薬よりはるかに大きいです。飲み薬は皮膚に直接塗らないので、副作用もすぐに目には見えません。けれども体内に与える影響は塗り薬の比ではないのです。

ステロイドは体内で、血糖値や血圧、骨形成など様々な働きに関与しているホルモンです。それらはごく微量でコントロールされているので、人工的に量が増えると、ステロイドを作っている副腎皮質は作るのを止めてしまいます。またステロイドを急に止めると、今度はすぐには元通りに作り始めることができないので、欠乏によって様々な臓器に支障が起きるのです。

ステロイドの内服薬によって起きる可能性があるのは、次のような症状です。

糖尿病、白内障や緑内障、感染症、胃潰瘍、骨折、精神障害、肥満、ムーンフェイスなどです。

またいったんステロイドの内服によってアトピーの症状が一気に改善すると、今度はステロイドの中止で再び症状が再燃することがこわくなるようです。これも大きな問題だと思います。

やむを得ず導入する場合は、信頼できる医師の指示に従って、少量を短期的に限定します。万一手元に薬が残っても、あとになって決して自己判断で飲んだりしないことです。

## 効き目に個人差。かゆみを抑える薬

アトピーのもっともつらい症状はかゆみです。けれどもかゆいからといってガリガリ掻いていると、その刺激でさらにかゆみが増したり、皮膚が傷ついて炎症が悪化してしまいます。しかしかゆみを我慢するのはあまりにもつらいので、かゆみを抑える薬が処方されます。

かゆみを抑える薬は2種類。1つはかゆみを起こす物質ヒスタミンの産生を防ぐ抗ヒスタミン剤。もう1つはヒスタミンを産生する肥満細胞の働きを抑える抗アレルギー剤です。

抗ヒスタミン剤には、製品名でタベジール、ポララミン、ペリアクチン、レスタミンコーワなどがあります。

また抗ヒスタミン剤は眠くなるという副作用があるため、最近は抗ヒスタミン作用を併せ持つ抗アレルギー剤が処方されることが多くなりました。薬剤としては（製品名）アレグラ、アレジオン、アレロック、ザジテン、アゼプチンなどで、アトピーだけでなく花粉症やアレルギー性鼻炎などでもよく使われています。市販薬になっているものも多くなりました。

これらの薬はいずれも種類が非常に多く、かつ効き目に個人差が大きいものです。1つの薬でも人によって効く人、効かない人がいるので、1つの薬を試して効かなければ他の薬に変えたり、2種類を併用したりします。

抗アレルギー剤、抗ヒスタミン剤は、ステロイドやプロトピックに比べると連用による副作用はあまり大きくないように感じます。けれども「薬を飲み続ける」ことは肝臓や腎臓に負担をかけますし、決して正常な状態ではないことを忘れてはいけません。薬を使わなくても症状を認めない状態が最終的なゴールであることを、常に意識していただきたいと思います。

## 重症の場合のみ処方。飲み薬のシクロスポリン

重症のアトピーの患者の中には、ここまでご紹介した治療法、ステロイド外用薬やタクロリムス外用薬（商品名：プロトピック軟膏）などを使った一般的な治療では炎症が治まらない場合があります。そうした場合には、飲み薬のシクロスポリン（製品名ネオーラル）が処方されることがあります。

この薬はもともと、臓器移植の際の拒絶反応を抑える薬として開発された免疫抑制剤です。皮膚に関しても自己免疫疾患であるべーチェット病などに使われています。免疫を抑える働きが非常に強いため、アトピーに対しても強力に効き目を発揮し、かゆみが抑えられるようです。タクロリムス（プロトピック）が塗る免疫抑制剤なら、シクロスポリンは飲む免疫抑制剤ということになります。

薬剤としては非常に強いものなので、副作用には十分注意が必要です。免疫を抑えるので、様々な感染症にかかりやすくなるだけでなく、薬物の代謝に関わる腎臓に負

担がかかります。そのため医師の監督下で、最小限の使用期間で処方されます。
他の薬や治療法との併用や食物との食べ合わせなど様々な点に留意し、慎重に服用することになります。

## 全身の不調を治す漢方療法

西洋医学で治らない病気、体質や生活習慣が関わる慢性病や全身病に対して、東洋医学的なアプローチが注目されています。これは世界の医学、医療に共通した現象で、日本においても漢方を扱う医療機関が増えています。

アトピーも同様で、標準治療でうまくいかない場合も、漢方薬によって症状を抑えたり、ステロイドなど強い薬の量を減らす働きが期待できるとして治療に取り入れる傾向が強くなってきました。

アトピーに使われる漢方薬には色々なものがあります。例えば補中益気湯（ほちゅうえっきとう）は、腸管免疫機能を高め、免疫バランスを改善するとして使われる代表的な漢方薬です。またかゆみやほてりを抑える白虎加人参湯（びゃっこかにんじんとう）、赤みやかゆみを抑える黄連解毒湯（おうれんげどくとう）、カサカサした皮膚の湿疹に温清飲(うんせいいん)など対症療法的な薬もあります。

ただご存じのように漢方薬は、患者の体質「証」を見て使うものであり、同じ薬でも効く人、効かない人がいます。効かなければ他の薬に変えて反応を見るなど、手探りの要素があるのも事実です。

しかし近年は、漢方薬に興味を持ち、研究して積極的に取り組む医師も増えています。また大学の研究部門や製薬会社でも東洋医学、特に漢方の研究は盛んです。

慢性病であるアトピー性皮膚炎は、アトピー素因、アレルギー体質に起因します。素因、体質とは漢方における「証」そのものと考えることもできます。今後は漢方もより科学的な検証を積み重ね、確かな治療が行われることが期待されています。

## 注目される紫外線療法

最近、注目されているアトピー治療に紫外線療法があります。標準治療を行っても炎症がなかなか治まらず、特にかゆみが強い重症の患者に行われます。

太陽光に含まれる紫外線は、皮膚の老化など健康問題がクローズアップされることが多いのですが、殺菌作用や免疫抑制、炎症を抑えるなどの作用も持っています。同じ紫外線でも治療効果の高いものだけを照射することで、かなりの成果があると報告されています。

重症の患者が対象であること、毎日、あるいは週に3～5回ほど照射すること、安全な紫外線量を判断する必要があるなど、この治療法の導入時は少し時間や手間がかかります。そのため入院して治療を開始し、その後通院治療というパターンが多いようです。

ただし外用薬のタクロリムス使用中は紫外線療法はできません。ステロイド剤や保湿剤は同時に使うことができます。

副作用としては、日焼け、色素沈着、シミなどが指摘されています。

## 期待される新薬は治癒への道を開けるのか？

2017年は、アトピーの新薬のニュースが多い年でした。そのいくつかを紹介しておきましょう。

まず日本発の新しい治療薬にネモリズマブがあります。京都大学の椛島健治博士らの研究グループが開発し、アメリカの医学誌『The New England Journal of Medicine』に発表。その作用はかゆみをおこすサイトカインであるインターロイキン（以下ＩＬ）31の働きをブロックするとのことです。日米欧での臨床試験では、アトピーの患者の６割に「かゆみの程度が50％以上改善」したと報告されています（朝日新聞２０１７年３月３日朝刊より）。

他にもアメリカからデュピルマブ（ＩＬ４、ＩＬ13をブロック）、バリシニチブ（サイトカインの出すシグナル因子ＫＡＫ１をブロック）、デンマークからはトラロキヌマブ（ＩＬ13をブロック）など目白押し状態です。

実際に医療現場で使われるにはあと２～３年かかるとの見通しですが、アトピーの患者やその周囲の方達の期待を集めています。こうした新薬が、何をしてもよくならない患者の真の助けになることを多くの人が願っています。

ただ創薬、つまり新しい薬を作る試みが、アトピー素因、アレルギー体質を根本的に治す方向に向かっているのかどうかは少々疑問です。

確かにこれらの新薬は、免疫の調整を試みるアプローチではあります。しかし、体内で連動している免疫の流れを、薬の力で強制的に遮断してしまうので、副作用の心配が指摘されています。

かゆみや湿疹を抑える治療は、どこまでいっても対症療法です。どうすれば誤った免疫反応が修正され、無害なものに反応しない自然で正常な免疫を取り戻せるのか。アトピー治療に求められるのは、そうした根治療法的なアプローチなのです。

# 第3章

# アトピー素因の改善とサプリメントの活用

# 対症療法ではアトピーは治らない

前章ではアトピーの標準治療、つまり現在の日本の医療現場ではアトピー性皮膚炎に対してどのような治療が行われているかについてご紹介しました。最新の「アトピー性皮膚炎診療ガイドライン２０１６」に基づき、最もポピュラーな治療、そして最新の治療がどんなものか、ご理解いただけたと思います。

読者の方、患者やそのご家族の方は、現在受けている治療がなぜ行われているのか、処方された薬がどのようなもので、どんな作用をもたらしているかもおわかりいただけたのではないでしょうか。

その上で、「そうはいってもなかなかよくならない」「標準治療通りに治療をしてきたけれども、何年もステロイドを使い続けているけれども、よくなったり悪くなったりの繰り返し」「正直言ってはじめの頃より悪くなっている」という方もおられるでしょう。

なぜアトピーがよくならないのでしょうか。それはどんなによい薬を開発しても、対症療法ではアトピー素因は変わらないからにほかなりません。そして最新治療の方向性は、アトピー素因ではなく、より対症療法に傾いています。

たとえ薬で皮膚がある程度きれいになっても、アトピー素因が変わらなければ何度でも症状はぶりかえします。表面的には治っているように見えても、体の中は何も変わっていないからです。「クサイものにフタをしている」のと同じです。何かのきっかけでフタが外れれば、再び炎症がはじまります。

きっかけは山ほどあります。花粉、ジャンクフード、ペット、疲れや睡眠不足、汗、日焼け、そしてストレス。こうした世の中にあふれかえるアレルゲンや悪化要因を全て跳ね返すほど、薬で被った皮膚は強くありません。

## アレルゲンの除去は必要

最近の治療の特徴として、皮膚のバリア機構の修復に重きがおかれ、アレルゲン対策が重視されなくなってきたことが挙げられます。

特に大人のアトピーにおいては、特異的ＩｇＥ、つまりどんなものにアレルギー反応が起きるかという検査をしないケースが増えています。『アトピー性皮膚炎診療ガイドライン２０１６』でも、アレルゲンの除去や減量は、薬物療法やスキンケアを行って改善しない場合に補助的に行うと記されています。

あるアトピーの本に、次のような記述がありました。「アトピーと聞いて、アレルゲンのホコリやダニを除去するために毎日必死に掃除をする人がいるが、それは間違いだ」という内容です。今日の日本のアトピー治療の中心となる研究者たちの著書です。これも「卵は早めに食べさせる」という新方針同様に、驚くべき方針転換です。

かつては、アレルゲンをできるだけ除去するのはアトピー治療の基本のキでした。もちろんホコリやダニを完全に除去するのは無理なのですが、病気の原因、悪化要因をなるべく排除することで病状は好転し、一定の効果を上げていました。それが今日、あまり考慮しなくてよいとされています。

果たして本当にそれでいいのでしょうか。アトピー発症と悪化の要因として、食べ物や環境は二次的なものだから、あまり考えなくてもいいと言えるのでしょうか。

アレルゲンのことをあまり考えずにすめば、ふだんの生活はかなりラクです。掃除も食事も普通の人と変わらないのですから。けれどもそれはアレルゲンまみれの生活を意味します。この指針にはアトピーと長く関わってきた人ほど強く疑念を感じるはずです。

どのように考えてもアレルゲンの除去は重要です。アレルゲンとなるダニやホコリなどの異物やアレルゲンとなる食物は、取り除いた方がいい。もちろんストレスにならない程度でいいのです。

アレルゲンの除去にはマイナス要因は1つもありません。それにその方が強い薬を使い過ぎずにすむはずです。

ダニやホコリがアレルゲンであれば、掃除しかありません。ダニを防ぐ寝具や空気清浄機などもあります。

スギやヒノキ、ブタクサなどの花粉がアトピーの悪化要因になっている人は、これもそれぞれの季節に対応します。これも完全に除去することは不可能ですが、マスクやメガネでできるだけ付着を防ぎ、帰宅したらできるだけ払い落とします。

いずれも手間のかかる方法であり効果は手探りになりますが、やればやっただけ効果が現れます。

## アレルゲンとなる食品は食べない

例えば特異的ＩｇＥ検査で特定の食物に強いアレルギー反応を示しているのであれば、それを除去することで症状が改善するかどうか試してみます。一定期間、例えば2週間～4週間という期限付きで行うのであれば、健康上特に危険はないでしょう。子どもの場合は栄養面で配慮が必要ですが、大人の場合は、よほど制限する食物が多くない限り問題はないでしょう。

もし除去食でアトピーの症状が改善するのであれば、やはりその食品がアレルゲンだと考えられます。以降はその食品を食べないことです。

最近はアトピーに限らずアレルギー疾患が広く認知され、消費者保護の観点から「食品表示法」が定められました。食品の製造メーカーには、アレルゲンになりうる食品は表示することが義務化されています。

中でも必ず表示しなければならないものを「特定原材料」といい、乳製品など7品目があります。これらはアレルゲンとして症例が多い、あるいは症状が重い食品です。

ほかにも過去に一定の頻度でアレルゲンとして健康被害が起きた食品を「特定原材料に準ずるもの」とし、可能な限り表示をするよう努めることとされている20品目があります。次に記載するので参考にしてください。

**「特定原材料7品目」**

乳(製品)、卵、小麦、えび、かに、そば、落花生(そばと落花生は特にアナフィラキシーを起こしやすい食品)

**「特定原材料に準ずるもの20品目」**

あわび、いか、いくら、オレンジ、キウイフルーツ、牛肉、くるみ、さけ、さば、大豆、鶏肉、豚肉、まつたけ、もも、やまいも、りんご、ゼラチン、バナナ、ごまこれらの食品がアレルゲンである人は、食品の表示で確認できるので買わずにすみますし、間違って口にすることもなくなります。

ここで紹介した計27種類の食品は、前章でご紹介したアレルゲン検査ｖｉｅｗ39の食品の項目ではカバーしきれていません。例えばあわび、イカ、いくら、鶏肉、ゼラチン、オレンジ、くるみなどはｖｉｅｗ39の項目には入っていません。けれどもふだん食べて体調が悪くなるなどして疑わしい場合は、個々のアレルゲンを特定して検査してもらうことができます。

## 除去食はネットで取り寄せられる

アレルゲンとなる食物の中には米や小麦、卵、大豆など、私たちが毎日食べるものが多くなっています。もしこれらの食品がアレルゲンであり除去しなければならないとしたら、やはり食事は少し面倒なものになります。

ただ今日、小麦や大豆、乳製品、卵のみならず、アレルギー対応の食品や代用食品（小麦粉アレルギーのための米粉パンなど）はたくさんあります。大豆がダメな人は米味噌や米醤油、小麦がダメな人は米粉の麺類など、その多彩さには驚かされます。大手スーパーや自然食品店、あるいは生協などでも取り扱いは増えています。専門のメーカーも多数あり、インターネットや電話で注文すれば、日本中どこでも宅配で届けてくれます。それぞれは多少割高であり調理法も少し工夫がいるものが多いですが、それなりにおいしいものが多く感心させられます。

また個々の食品にアレルギー反応があまり強くない人であれば、アレルゲンである食品を控えめにするだけでよい場合もあります。

## 食品添加物、ジャンクフードは控えめに

アトピーの食事についてもう1つつけ加えたいのが食品添加物です。

日本の食べ物には保存料や香料、着色料など膨大な種類の食品添加物が使われています。総数は1000種類以上。その原材料は天然のものもあれば石油などから化学合成して作られたものもあります。

それらは調味料、加工食品、調理済み総菜やレストランで提供される食事、コンビニ食やファストフード店などで使用されています。

こうしたものは全て国の認可を受けており、安全性試験もクリアしています。アレルギーのない健康な人が食べる分には、それほど神経質にならなくていいかもしれません。ただ食物アレルギーのある人は、注意すべきでしょう。

食品添加物はその成分や原材料がよくわかりません。何が添加されているかはわかっても、それがアトピーにとってどんな物質なのかはわからないのです。実際にジャンクフードばかり食べているとアトピーが悪化する人は少なくありません。ただ食品添加物はあまりに種類が多く、1つ1つアトピーにとって安全かどうか、個々の患者にとってどうかを検証できる状態ではないと言えます。

ただ忙しい現代人が、1日3食全てアレルゲン抜き、添加物抜きの食材で自炊しなさい、といってても無理というものです。ですのでリスクのありそうな食事はなるべく食べないこと。毎日コンビニ食やファストフードはやめて、自炊やお弁当、アレルギー対策のとられている外食店なども利用します。リスクのありそうな食事を半分に減らせば、アトピー悪化要因もかなり減らすことができます。

## 医療現場でサプリメントが使われるようになっている

少しサプリメントについて述べます。

今日、現代人の多くがサプリメントを利用しています。食事だけでは不足する栄養素を補うためです。今はドラッグストアやスーパーでもたくさんのサプリメントが販売されており、誰でも気軽に購入できるようになりました。

しかしそうしたサプリメントを使って、はたして本当に不調が回復した人はどのくらいいるのでしょうか。「○○を飲んでいたら本当にお肌が白くなった」「○○を飲んでいたら本当に視力が回復した」「○○を飲んでいたら本当に10歳くらい若く見られた」という人を、あまり見かけません。

おそらく多くのサプリメントには、そういった効果を得るだけの有効成分が、量的にも質的にも含まれていないと思われます。本当にそうした効果を期待するなら、有効成分が高品質で、かつ必要十分な量でなければなりません。そもそも、効果を期待する人の体がどういう状態であるかがわからなければ、必要な成分が何であるかもわからないのではないでしょうか。

今日、医療現場では医療用サプリメント、ドクターズサプリと呼ばれるものが使われるようになりました。期待される効果が得られるよう、有効成分が高用量、高濃度に含まれており、原材料の質も高いものになっています。また添加物も最小限に考慮されています。

この方法はサプリメント療法と呼ばれ、強い薬を使わない新しい医療のアプローチとして徐々に認められつつあります。

アトピーのような慢性的な疾患においても、医療用サプリメントによる全身的な治療は有効です。むしろ慢性病こそ、全身的な治療でなければよくなりません。

特にアトピー治療においては、多くの患者さんが強い薬を使い続け、副作用や症状のアップダウンに疲弊しています。そうした苦しみを打開し、根本的な治癒につなげるためにサプリメント療法は価値のあるものになってきました。

## アトピーの根本原因に働きかける成分

サプメントの研究開発は近年飛躍的に進歩しています。

以前は、不足している栄養を補うビタミン剤や、漢方や世界各地の民間療法などから転用されたものが多かったと思います。

最近は分子生物学や遺伝子工学、微生物学など、はじめから医学、科学分野の研究から生まれたものが登場しています。開発に携わる人々も一流の研究者、実績のある大学の研究室、あるいは大企業の新規事業部門など、医薬品開発と同レベルの研究が行われるようになりました。

そうしたサプリメントは、医薬品同様にしっかり臨床試験をしているものが多いので、安全性や有効性も信頼に足るものが多いのです。

現在アトピーに有効とされるサプリメントの中にもすぐれものが登場しています。それはジンクフィンガーという物質の産生を高める亜鉛を基本としたサプリメントです。ジンクフィンガーは、ヒトの細胞の中、遺伝子のらせん構造内で働くタンパク質の一種で、遺伝子配列の壊れた箇所を修復する働きを持っています。アトピーであれば、原因であるフィラグリン遺伝子の修復を行うことが期待できるとされています。

第1章でも述べたように、フィラグリン遺伝子はアトピー原因の1つで、これを正常化することができれば、皮膚のバリア機構が回復し、アトピーは終息する可能性が出てきます。

ジンクフィンガーのサプリメントは、もともと細胞の中にあるものを補うだけなので安心して試してもらえますし、副作用となる要素がありません。実際そうした報告もありません。

体の細胞はどんどん生まれ変わりますから、不用なものを断ち、必要なものだけを入れていれば、全身の状態がよくなります。

## ジンクフィンガー（亜鉛の指）とは何か

ジンクフィンガーのサプリメントについて少し詳しくご紹介しておきます。まずジンクフィンガーという物質ですが、これは我々の細胞の核の中に存在するタンパク質の一種です。英語で zinc finger 、直訳すると「亜鉛の指」です。タンパク質ではありますが、その構造に亜鉛イオンを含んでいます。ですので亜鉛フィンガータンパク質、ジンクフィンガータンパク質と言うこともあります。ジンクフィンガーはアミノ酸が20～30個でできているのですが、亜鉛イオンはちょうどその指のようになっていて、1つのジンクフィンガーに亜鉛イオンを2～6個抱えています。

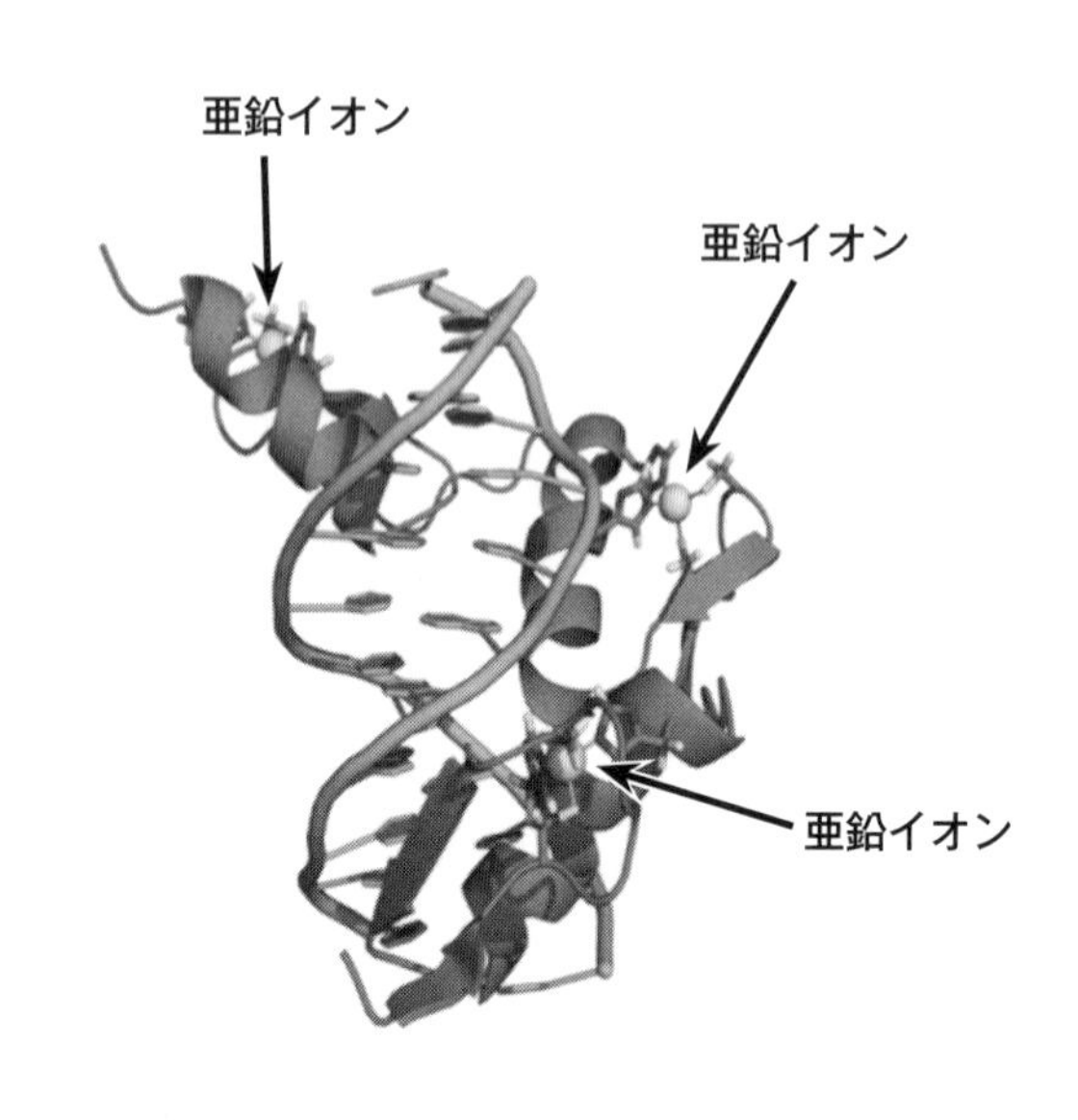


図をご覧ください。これは遺伝子の二重らせん構造に絡みついているジンクフィンガーの模式図です。矢印で示した球状のものが亜鉛イオンです。ジンクフィンガーの大きさや亜鉛イオンの数、どのように遺伝子に絡みついているかは多種多様です。

ジンクフィンガーは、亜鉛イオン部分を使って細胞の核の中で遺伝子の二重らせん構造に絡まり、その情報を読み取る仕事をしています。そうして遺伝情報が実際に働く時、正しく機能するようにサポートをしています。

その働きは非常に多岐にわたり、またあらゆる細胞、あらゆる遺伝子の二重らせん構造において働いていることから、今日急速に進歩している遺伝子治療研究の重要な素材になっています。

例えば特定の遺伝子配列を標的にしたジンクフィンガータンパク質を人工的に作り、突然変異が起きる細胞の核に入れることで遺伝子の間違いを修正し、正常な遺伝子に戻すことで病気の回復や発症を未然に防ぐといった試みが行われています。

こうした研究が軌道に乗れば、これまで治癒が望めなかった難病、遺伝病の治療にも道が開けます。そうした研究の素材として注目されているのがジンクフィンガーなのです。

## アトピーの根本原因にふみこむ物質

アトピーの大きな原因の1つに、皮膚のバリア機構の破綻があることを第1章で述べました。皮膚のバリア機構とは、皮膚の細胞同士が正常に結びつき、アレルゲンなどの異物が皮膚の内部に侵入するのを防ぐ働きのことです。

このバリア機構＝細胞と細胞の結びつきにはフィラグリンという成分が欠かせません。フィラグリンが細胞同士をつなぎ合わせ、潤い成分を作り出し、また自らも潤い成分となって皮膚を守っています。

しかしアトピーの患者さんの皮膚ではこのフィラグリンが不足しており、またフィラグリンを作り出す遺伝子そのものに欠陥があることがわかってきました。そのため細胞と細胞の間は隙間だらけで水分はどんどん蒸発し、ひどく乾燥してしまいます。そこから入り込んだ異物に皮下の免疫細胞が過剰に反応し、炎症が起きているわけです。

そこで近年は、自力では作り出せない皮膚のバリア機構を補うべく、保湿剤と抗炎症薬（ステロイド、タクロリムス）による治療が中心となっているわけです。

しかしこの方法はあくまで対症療法です。皮膚自体が作れなくなっているバリアを薬で代用させ、炎症を抑え込んでいるだけです。患者さんは延々と薬を使い続けなければならず、副作用にも苦しめられています。

しかしジンクフィンガーは、皮膚の細胞のさらにその奥の遺伝子の領域に踏み込んで、アトピーの根本的な問題を解決する働きを持っているというのですから、期待は高まります。

ジンクフィンガーのサプリメントは、医薬品ではないのでジンクフィンガーそのものではありません。ジンクフィンガーの材料になる亜鉛と、それを細胞内、核内に取り込みやすくする材料（後述します）でできています。

医薬品のジンクフィンガーはこれからさらに研究が進み、いずれは遺伝子治療薬として医療現場で使われるようになるかもしれません。けれどもまだ研究段階であり、実現するにはかなり時間がかかります。

ジンクフィンガーのサプリメントは、現在でも使用することができます。２０１７年９月特許を取得したとのことで、高度な技術が公にも認められたようです。

## フィラグリン遺伝子のミス部分を除去し、正しい配列を回復する

さてジンクフィンガーは、どのようにフィラグリン遺伝子の傷を修復するのかというと、次のように考えられています。

まずフィラグリン遺伝子ですが、アトピーの場合、その配列の一部が変異していることがわかっています。変異、つまり遺伝子の並び方が間違っている。そのためフィラグリンが正しく作れなくなっています。

ジンクフィンガーは、そうした変異を持つ遺伝子配列を発見し、正確にたどりついてからみつき、変異の始まりから終わりまでの箇所を二重らせんの構造ごとスパっと切断してしまいます。

そうして、欠けた部分に他の遺伝子を埋め込むのでなく、らせん構造が入っている染色体の外にある染色体の遺伝子のテンプレート（鋳型）を元に、正しい遺伝子配列を再構築するのです。

## 人工ヌクレアーゼによるゲノム改変

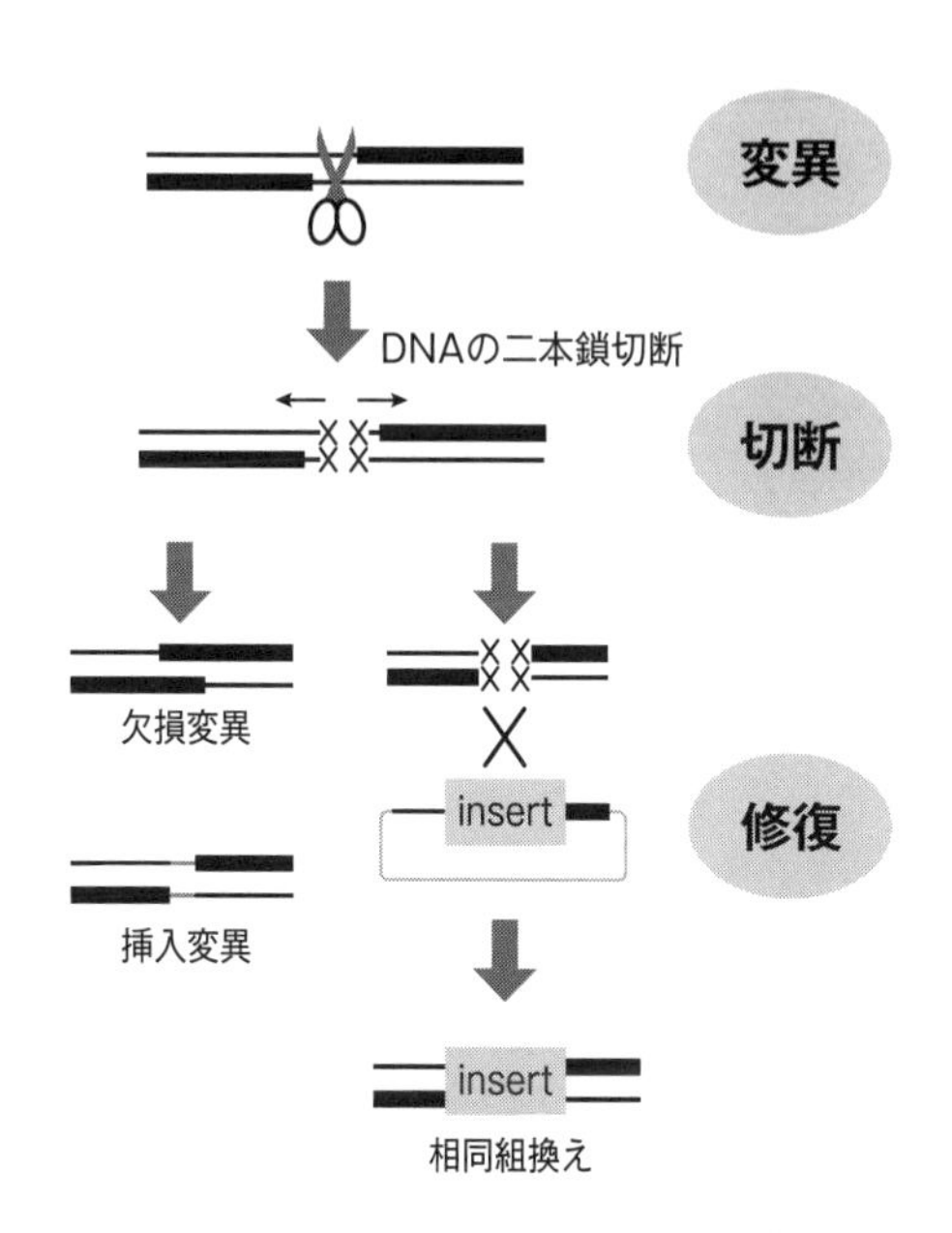


上のイラストはジンクフィンガーが変異した遺伝子を切断し、新しい遺伝子配列を構築する図です。人工ヌクレアーゼとは人工的に作った酵素のことで、実験用に人工的に作ったジンクフィンガーの酵素を使うことを意味します。

アトピーの患者さんの細胞にはこのジンクフィンガーが不足しているか、うまく働いていないと考えられます。そのため、本来修復されるべき遺伝子の変異が放置されている、あるいは修復しきれていない。遺伝子が変異したまま細胞分裂をくりかえすので、細胞分裂で新しく誕生した細胞もやはりフィラグリンが不足したままです。

フィラグリン遺伝子が正しく修復されれば、フィラグリンが作れるようになり、皮膚は本来のバリア機構を取り戻します。そうなればアトピーの患者さんのカサカサの肌はしっとりとした潤いをとりもどし、健康なきれいな肌になるのです。

ジンクフィンガーのサプリメントは、ジンクフィンガーの材料になる亜鉛と、その産生を高める物質でできています。フィラグリン遺伝子を修復するためには、最強の物質です。

## 遺伝子治療の切り札、万能の修理屋ジンクフィンガー

ジンクフィンガーが遺伝子治療の分野で注目されているのは、これまで行われてきた遺伝子治療の手法の中で、最も確実で安全性が高いと評価されているからです。

遺伝子治療の手法として、ウイルスベクター（病原性を取り除いたウイルスに正しい配列の遺伝子を挿入したもの）がよく使われます。これを患者さんの細胞に入れることで、正しい遺伝子配列の細胞を増やそうという方法です。

ところがこれがなかなかうまくいきません。いったん病気が治っても、外部から挿入された遺伝子によってがんが発生するなど、重篤な副作用も起きています。

けれどもジンクフィンガーは、「他の遺伝子」を挿入するわけではありません。間違った遺伝子を除去し、遺伝子がもともと持っている「相同組み換え」というしくみを作動させます。本人が持つ遺伝子だけを使い、本来持つ働きだけで修復させるのでアクシデントが起こりにくいわけです。

ここではフィラグリン遺伝子をジンクフィンガーが修復するメカニズムをご紹介しましたが、ジンクフィンガーは理論上あらゆる遺伝子を治す働きを持っています。この万能の修理屋というべきジンクフィンガータンパク質、今後の遺伝子治療における注目度はさらに高まっていくでしょう。

## ジンクフィンガーの要、亜鉛

ジンクフィンガーの要ともいえる微量ミネラル・亜鉛。この物質は全ての人の体にとって非常に重要であるだけでなく、アトピーにとってはさらに重要かつ不可欠な物質です。

アトピー歴の長い方であれば、このミネラルが患者さんの体に不足しがちであることと、その不足が病状に何らかの影響をもたらしていることを、どこかで耳にしたことがあるかもしれません。アトピー治療の一環として、亜鉛の摂取を勧めている皮膚科医や研究者も存在します。

では亜鉛のどのような点が重要なのでしょうか。

まず亜鉛は、体の中でも皮膚に多く含まれており、皮膚の細胞分裂にとって不可欠な存在です。ジンクフィンガーの要であることからわかるように、皮膚の細胞が正常に分裂し、新しく健康な状態を維持するためには、亜鉛が欠かせません。特に皮膚は新陳代謝の盛んな組織なので、亜鉛が不足すると正常で健康な皮膚が保てなくなります。

また表皮内で働く酵素の多くに亜鉛が結びついています。亜鉛が結合した酵素は、タンパク質の合成や糖代謝、抗酸化作用などに関わっており、皮膚の傷がスムーズに治ったり、脂質や水分が適切に保持されたりするのも亜鉛の結合した酵素の働きによります。

皮膚の治療薬の多くに亜鉛が含まれていることからも、このミネラルの重要性がわかります。

## 免疫細胞を成熟させる胸腺にとって不可欠な亜鉛

亜鉛は免疫システムにとっても大変重要な物質です。

免疫細胞、特にそのリーダー格のT細胞は、はじめは骨髄で生まれた未熟な未分化の細胞にすぎません。

これが胸腺という組織で成長し、その役目ごとに分化し成熟します。例えば異物や外敵に攻撃指令を出すT細胞、攻撃の中心的役割を担うキラーT細胞、過剰な免疫反応を抑制する制御性T細胞など異なる役目を持つのです。

こうした未熟なT細胞を選別し、成熟したT細胞に育てるのが胸腺です。

亜鉛は胸腺ホルモンの成分であり、未熟な免疫細胞がそれぞれの役目を身につけて成熟するよう働いています。また免疫細胞の分化や増殖の時に必要な酵素の中心となるのも亜鉛です。

もし胸腺が亜鉛不足になると、未熟な免疫細胞がそれぞれの役目を持った免疫細胞に成長できなくなり、不完全な状態で体内に放出されてしまいます。これが免疫不全につながり、感染症になりやすくなったり、本来あってはならないアレルギー反応を起こしやすくなると考えられています。

胸腺は、心臓の前あたりにある、手の平より少し小さい組織で、免疫の中心的な存在であるT細胞を育てる場所です。胸腺は亜鉛が不足すると小さく萎縮してしまってT細胞を育てることができなくなります。

亜鉛は免疫システムにとって非常に重要な存在です。不足すると皮膚の健康にとって問題であるだけでなく、アトピー性皮膚炎になりやすく、悪化しやすい状態を招いてしまいます。

## 亜鉛は吸収しにくく、消耗しやすく、不足している

亜鉛は非常に有用なミネラルですが、その正反対の有害なミネラル（金属）もあります。例えば鉛や水銀、ヒ素、カドミウムなど、環境や人体をむしばむ有害金属です。

亜鉛はこうした有害金属の多くと結びつき、一緒に排出されています。体内におけるこうした有害金属の代謝、デトックス、排泄には、亜鉛が欠かせません。

有害金属ほどではないものの、現代社会にあふれているインスタント食品や加工食品には、様々な化学合成添加物が含まれています。それらはもともと栄養素ではなく、たくさん摂取した場合は代謝、排出しなければなりません。そうしたものの代謝にも亜鉛は不可欠です。

ということは有害な物質が増えれば増えるほど、亜鉛はたくさん必要になります。常に必要であり、常に消費されているのです。

亜鉛はもともと他の物質と結びつきやすく、排出されやすい性質を持っているので、意識して補充しないと不足してしまうミネラルでもあります。

困ったことに亜鉛は、あまり体に吸収されやすいミネラルではありません。腸管での吸収率は3割程度と考えられており、残りの7割は排泄されてしまいます。

さらに食物の栄養素の中には、亜鉛の吸収を妨げるものもあります。小麦や米ぬかに含まれるフィチン酸や、一般的には健康によい食物繊維、カルシウムなどは、亜鉛の吸収にとっては都合が悪い物質です。

亜鉛不足が皮膚の健康を損なうと述べましたが、加えて皮膚の炎症を治すのも亜鉛なので、不足すると回復が遅くなってしまいます。

アトピーでも皮膚の細胞は炎症を起こして傷ついています。この傷を治すのも亜鉛なのです。つまりアトピーは亜鉛不足が原因であり、アトピーが原因となって亜鉛不足になります。アトピーの患者さんは、そうでない人よりはるかに亜鉛を必要としています。

ただし亜鉛は吸収されにくいミネラルであるため、亜鉛のみを摂取してもあまり効率がいいとは言えません。充分量の亜鉛を体に取り込み、かつ生かすには工夫が必要です。

## 抗ウイルス因子として発見されたインターフェロン

亜鉛を中心に据え遺伝子の変異を治す万能の修理屋ジンクフィンガー。この有能なタンパク質が細胞内で作られ、テキパキと働くために、ぜひとも必要なものがあります。それはインターフェロンという物質です。

インターフェロンは大変有名な薬なのでご存じの方も多いでしょう。今日、ウイルス性の肝炎やがんの治療薬としてよく知られています。

けれどもインターフェロンは、本来は薬ではありません。もともと体内で免疫細胞などが分泌する生理活性物質、サイトカインの一種です。

このサイトカインが、ウイルスの増殖を抑え、免疫を調節することを発見したのは、当時東京大学伝染病研究所に在籍していたウイルス学者の小島保彦博士です。

小島博士は、長野泰一博士と共に天然痘ワクチンを研究している過程で、試験液の中にある抗ウイルス作用を持つ因子を発見、これを学術誌『VIRUS』に発表しました。1955年のことです。この因子は後に、イギリスの学者によってインターフェロンと名付けられました。

インターフェロンはその後、医薬品として応用され、ウイルス性肝炎の治療薬や抗がん剤として広く普及しました。

小島博士の発見はインターフェロンやインターロイキンなど体内の生理活性物質サイトカイン研究のさきがけとなり、その後もこの分野での日本の地位を確固たるものにしました。

## 免疫の暴走を阻止するインターフェロン

さてここで注目したいのは、インターフェロンの免疫に対する働きです。発見当初、わかったのはウイルスの増殖を抑える作用でした。その後がん細胞の増殖も抑制することがわかりました。つまり直接、病気の原因を抑え込む働きです。

体内の免疫細胞に対する働きはさらに多彩で、ウイルスやがん細胞を攻撃するNK細胞やキラーT細胞を活性化し、あらゆる異物を食べて処理するマクロファージという細胞を活性化します。つまり間接的な働きも持っていることがわかりました。

しかし本書で特に紹介したいのは、こうした攻撃的な働きとは逆の、免疫の暴走を抑える働きです。それはアレルギー反応のような誤った免疫反応を止め、免疫全体を調整することです。

免疫とは、細菌やウイルスなどの外敵を攻撃して病気(疫)から身を守る(免)だけでなく、行き過ぎた攻撃を抑えたり、間違った攻撃を中止させたりする働きも含みます。今日増え続けているアレルギーや自己免疫疾患などは、免疫の間違いと過剰反応が招く病気であり、体内における免疫のバランスが壊れていることを意味しています。

サイトカインには膨大な種類がありますが、インターフェロンのような免疫を調整する働きは重要です。

## アトピー性皮膚炎に対する働き

ご存じの通りアトピーはアレルギー疾患でもあります。アレルギーは、食物や花粉、ホコリなど無害なものに対する間違った攻撃、過剰な反応が引き起こす皮膚の炎症です。患者さんの体内では、暴走する免疫、間違った免疫反応を止める力、つまり免疫を調整する力が低下しています。

アトピーの改善にとっても、インターフェロンが非常に重要な存在であることがおわかりいただけるでしょう。

だからといってアトピーの患者さんに、インターフェロン製剤を投与することはできません。医薬品化されたインターフェロンは、肝炎ウイルスやがん細胞を抑え込むために非常に強力な薬効をもっており、副作用も強い薬だからです。

一番いいのは、自分の体内で自然にインターフェロンが充分に作られることです。

## 安全性の高い植物由来のインターフェロン・インデューサー（インターフェロン誘発因子）

では体内で、自然に、充分なインターフェロンを作るにはどうしたらいいのでしょうか。これについても既にインターフェロンの発見者である小島博士が、答えを出していました。

小島博士はインターフェロン発見後、東洋医学に興味を持ち、医食同源を思想とする薬膳料理や漢方を研究し、インターフェロンを体内で自然に増やす成分のスクリーニングを続けました。その結果、食材や漢方薬等から、数十種類のインターフェロン誘発物質を発見します。それがジンクフィンガーのサプリメントにブレンドされている植物由来の成分です。

この成分は、インターフェロンを体内で作るよう働きかけることからインターフェロン・インデューサー（誘発因子）と呼ばれています。

こうして選び抜かれた植物はかぼちゃの種子。かぼちゃの種子は優れた薬効を持っています。

薬用ハーブの盛んな国ドイツでは、ペポカボチャを薬用かぼちゃと呼び、膀胱炎や頻尿など泌尿器系の薬として使っています。また漢方薬ではかぼちゃの種子を南瓜仁（なんかにん）と呼び、虫下しや皮膚用の軟膏の素材にもなっています。

このかぼちゃの種子から抽出された成分インターフェロン・インデューサーをマウスに投与する実験で、マウスのインターフェロンの値が投与前の何倍にも上昇しています。

またヒトへの投与試験では、インターフェロンは、インターフェロン・インデューサーを投与しない比較群の約3倍に上昇しました。

## インターフェロン・インデューサーのインターフェロン産生能試験

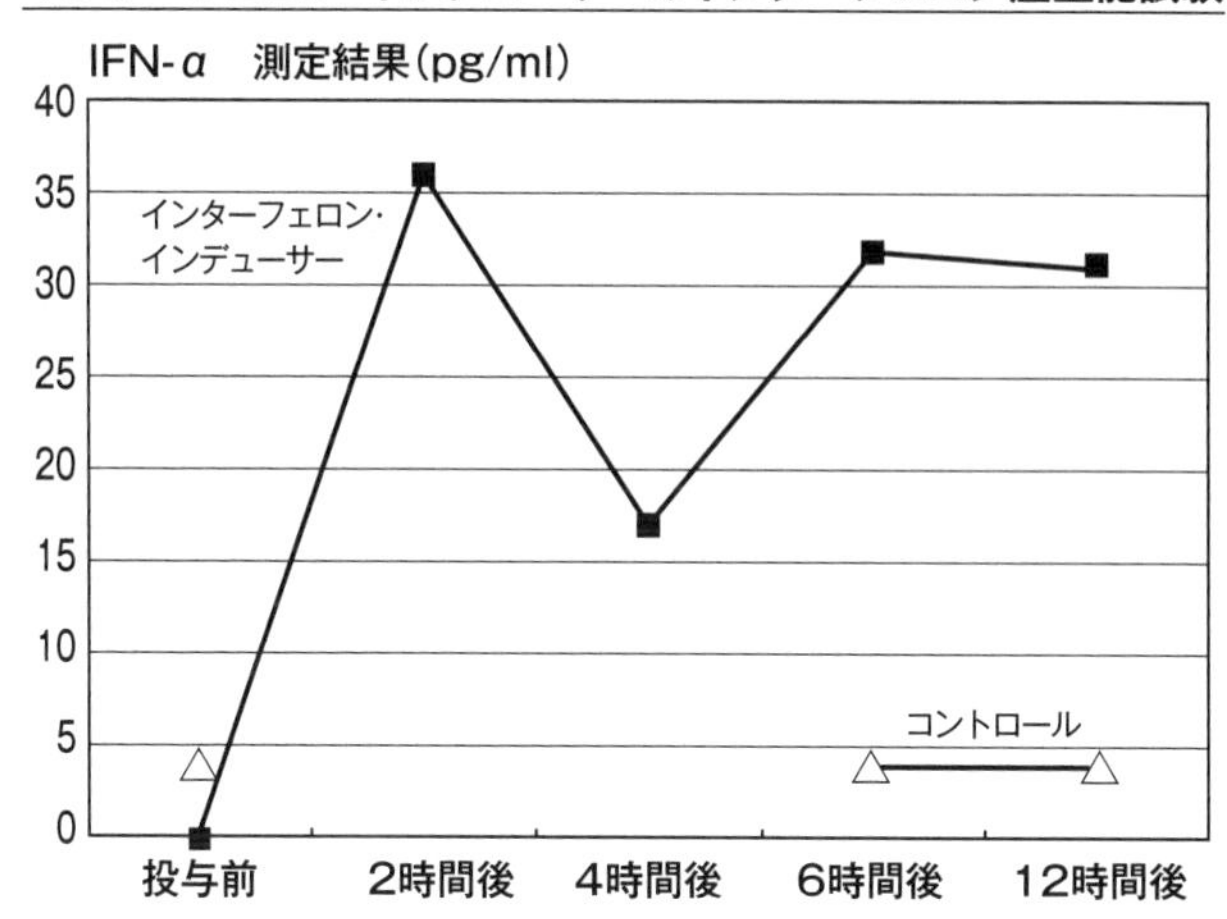


## インターフェロン・インデューサー飲用後6時間のヒト血中濃度

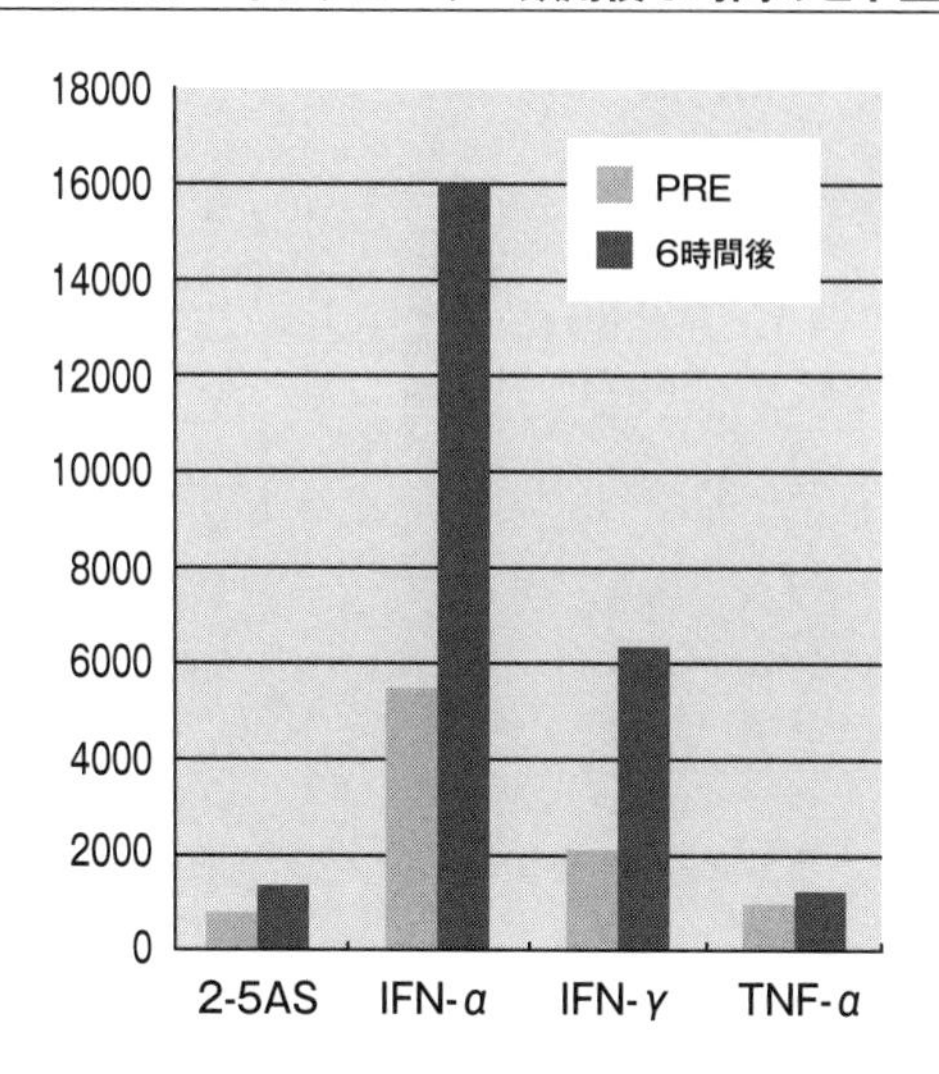

こうした研究により、植物由来の物質で、インターフェロンが体内でたくさん作られるようになることがわかりました。

小島博士がめざした安心で安全、そして最高のインターフェロン・インデューサーが、このかぼちゃの種子によって実現したのです。

## 汚染のない安全な材料で作られていること

医療用サプリメントは、その素材が何であっても安全性の高いものでなければなりません。そしてジンクフィンガーのサプリメントの素材は、その基準を満たしています。

もちろん「自然のものだから」「植物性だから」安全という短絡的なものではありません。自然のもの、植物にも有害なものはたくさんあります。またそれらの素材が農薬や重金属で汚染されていたら、アトピーによいどころか、悪化の原因になってしまいます。

サプリメントとして市販されているものの中にも、安全性は大丈夫なのか首をひねりたくなるものがたくさんあります。そうしたものは時として様々な健康被害が起きているとして、好ましくないニュース報道のネタになっています。けれどもジンクフィンガーのサプリメントは、原材料の生産においては充分に安全管理が行われており、汚染の心配はないことを確認しています。素材として信頼に足るものですので、安心して使っていただきたいと思います。

## 体内で自然に産生される安全なインターフェロンを求めて

さて遺伝子治療の分野で注目されるジンクフィンガーは、ジンク（亜鉛）・フィンガー（指）という意味であり、亜鉛というミネラルが要となっています。

亜鉛は微量ミネラルといって、体内には約2g必要とされています。耳かき1杯程度のごくわずかな量です。ところがこれが不足すると、様々な健康問題を招く重要な栄養素です。

この亜鉛と、前述の小島保彦博士が開発したインターフェロン・インデューサーを組み合わせたサプリメントを考案したのは、日大生物資源学部獣医学科の故・桑原正人博士です。

桑原博士は、アトピーの原因の1つにフィラグリン遺伝子の異常があることに着目し、亜鉛とインターフェロン・インデューサーが役に立つのではないかと考えました。

そうして実際にこの2つを組み合わせ、ジンクフィンガーのサプリメントを作成。実際にアトピーの患者さんに投与したところ、多くの患者さんの症状が改善し、その有効性が確かめられています（次章参照）。

ジンクフィンガーとの関係も明らかになっており、インターフェロンはジンクフィンガーが細胞内に取り込まれやすくする働き（誘因因子）があり、細胞内に存在するとジンクフィンガーが活発に働くことがわかってきました。

先の小島博士は、ご自分が発見したインターフェロンの薬が強力な薬として普及する一方、重い副作用の問題を目の当たりにしてこられました。そしてその後、安心で安全な体内のインターフェロンを増やす研究に身を投じてこられました。

またジンクフィンガーのサプリメントを作った桑原博士も、小島博士の考えに賛同し、「体内でインターフェロンがたくさん作られることが一番いい」と語っておられます。

ジンクフィンガーのサプリメントは、人間の健康を考え続けた2人の研究者の合作ということができるでしょう。

## アトピー素因を体の中から自然に治す

アトピー性皮膚炎は、フィラグリン遺伝子の異常やフィラグリンの減少だけでなく、アレルギーなど様々な原因が絡み合って起きる慢性疾患です。そうした病気を治すには、皮膚のバリア機能を守るという対症療法だけでは不十分です。

治療には、現在の医薬品だけではなく、アトピーの根幹、アトピー素因を体の中から自然に治す方法が求められます。

ジンクフィンガーのサプリメントの成分は、間違いなくアトピーの患者さんの体に不足しているものです。そして細胞レベルで健康を取り戻すために必要なものです。

アトピーのような慢性疾患、しかも免疫という複雑なシステムに関わる病気は、体の中から、それこそ細胞の中から正常に戻していくことが根本治療につながります。強い薬で強制的に炎症を抑えても、体の中は何も変わりません。むしろ免疫のバランスを壊し、治りにくく何度も症状がぶりかえす状態を招いているのではないでしょうか。

フィラグリン遺伝子の変異を治すジンクフィンガーも、過剰な免疫を抑えるインターフェロンも、体の中で作られています。

アトピーを根本的に治すには、これらの頼もしい物質が体内で充分に作り出せるように、その力をフルに生かせるように、その材料を安全なもので補ってあげることが大切なのではないでしょうか。

# 第4章

# ジンクフィンガーのサプリメントで改善した症例

アトピー性皮膚炎の患者さんを対象にしたジンクフィンガーのサプリメントの臨床試験をご紹介します。

参加者は10名。試験期間は２０１４年７月～２０１４年10月までの間の90日間です。いずれもアトピー用の外用剤や内服薬を使用しておられません。

この方達には、毎日ジンクフィンガーのサプリメントを２粒ずつ飲んでもらい、90日後の状態を評価しました。

検査データのＷＢＣとは白血球数で、基準値は４０００～９０００個／μℓ。基準値より高いと体内で炎症が起きていることを疑います。

ＴＧＦ－βとは細胞増殖抑制因子といって、アトピーなど炎症性疾患の悪化要因。基準値は０・８９～１・８０ng／mℓです。

一覧を見るとおわかりのように、棄権した１名の方を除いた９名のうち７名が、血中フィラグリン値が上昇し、ご本人の評価も改善としています。医師の所見も７名ともよい結果が出ているというものです。

## 治験フェラグリン値変動スコア

2014/7～2014/10

| 被験者 | 性別 | Dr判定 | 血中フィラグリン値(ng／mℓ) | | | 本人評価 |
|---|---|---|---|---|---|---|
| | | | 試験前 | 試験後 | 結果 | |
| A | 女性 | 改善 | 0.78 | 0.91 | 上昇 | 改善 |
| B | 女性 | 改善 | 0.53 | 0.66 | 上昇 | 改善 |
| C | 女性 | 改善 | 0.46 | 0.5 | 上昇 | 改善 |
| D | 女性 | 改善 | 0.53 | 0.57 | 上昇 | 改善 |
| E | 女性 | 改善 | 0.61 | 0.63 | 上昇 | 改善 |
| F | 女性 | 改善 | 0.82 | 0.92 | 上昇 | 改善 |
| G | 女性 | 改善 | 0.43 | 0.6 | 上昇 | 改善 |
| H | 男性 | 不変 | 0.78 | 0.66 | 低下 | 不変 |
| I | 男性 | 不変 | 1.84 | 1.68 | 低下 | やや改善 |
| J | 男性 | 脱 落 | | | | |

## Aさん　女性　38歳

▷検査データ

WBC（個／μℓ）　：6050　→　5990
好酸球　：1.2%　→　2.3%
TGF-β（ng／mℓ）　：8.7　→　4.3
IgE（IU／mℓ）　：213　→　291
TARC（pg／mℓ）　：776　→　441

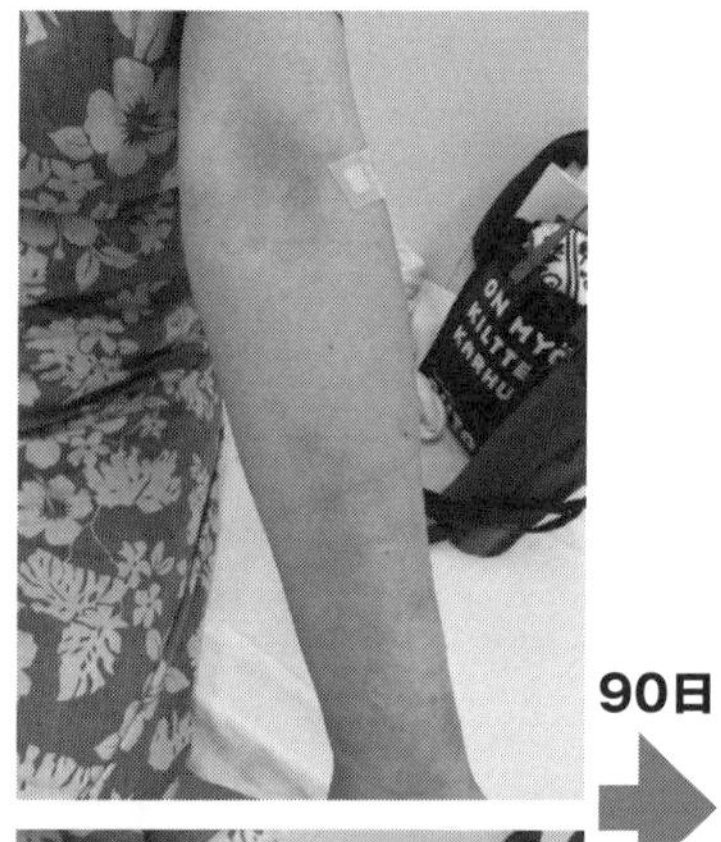


90日

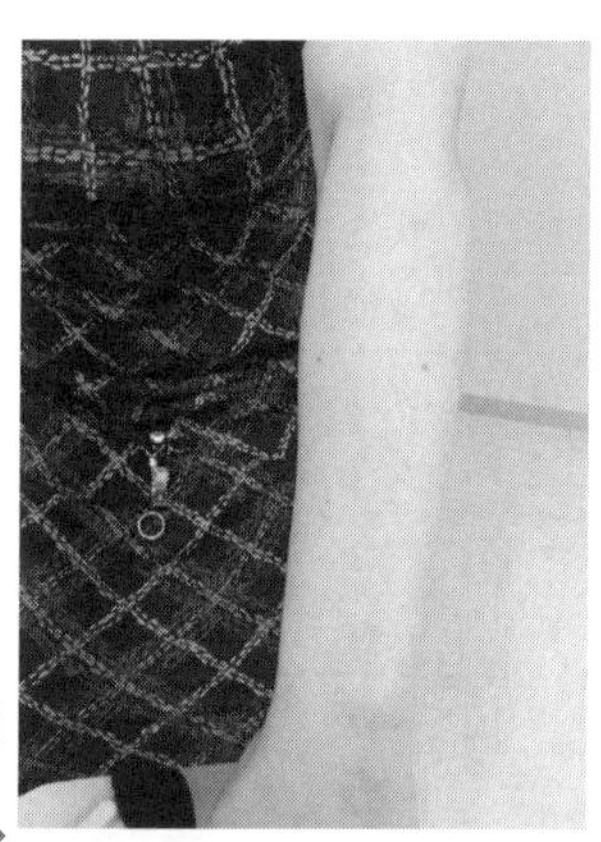

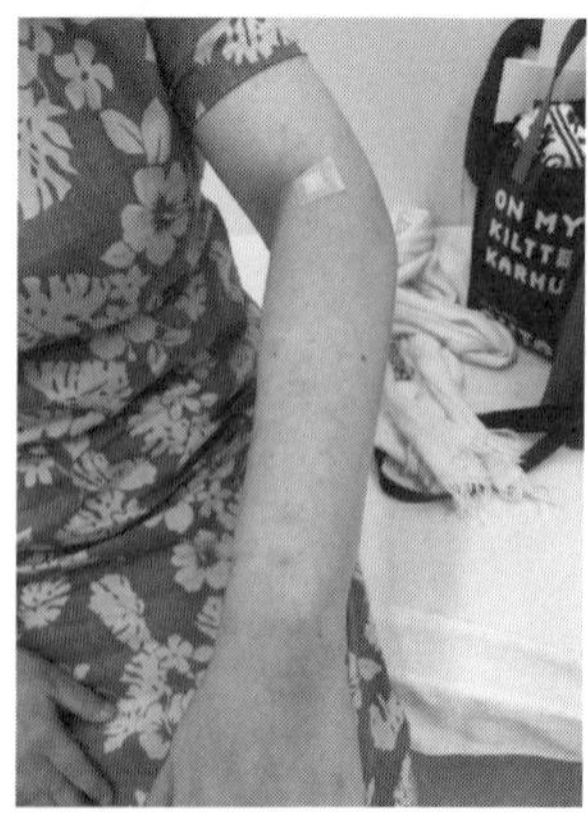


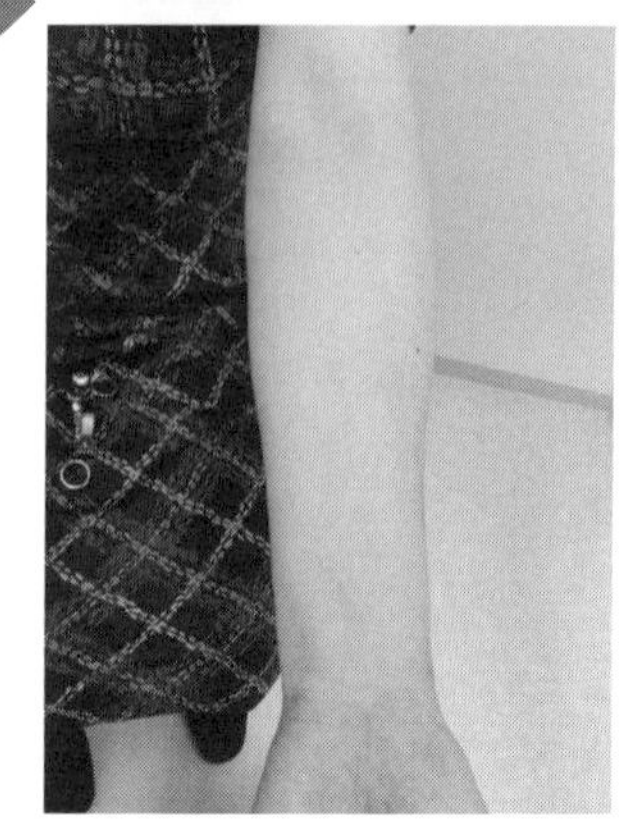

**▼本人コメント**

とにかくかゆみが酷かった。サプリメント飲用開始後の約30日目からかゆみが少なくなり、楽になった。薬剤は使用したくなかったので感謝しています。

**▼医師より**

腕だけでなく全身の紅斑皮疹、掻痒(そうよう)感が顕著に改善しました。本人の都合で日常の生活習慣も変えていないため、結果はサプリメントの効果としか考えようがありません。

アトピー悪化因子TGF-βが半減し、アトピーマーカーのTARCも顕著に低減しました。

## Bさん　女性　32歳

▷検査データ

| | | | |
|---|---|---|---|
| WBC（個／μℓ） | ：8260 | → | 8470 |
| 好酸球 | ：19.6% | → | 7.9% |
| TGF-β（ng／mℓ） | ：8.7 | → | 3.3 |
| IgE（IU／mℓ） | ：7434 | → | 6168 |
| TARC（pg／mℓ） | ：1168 | → | 674 |

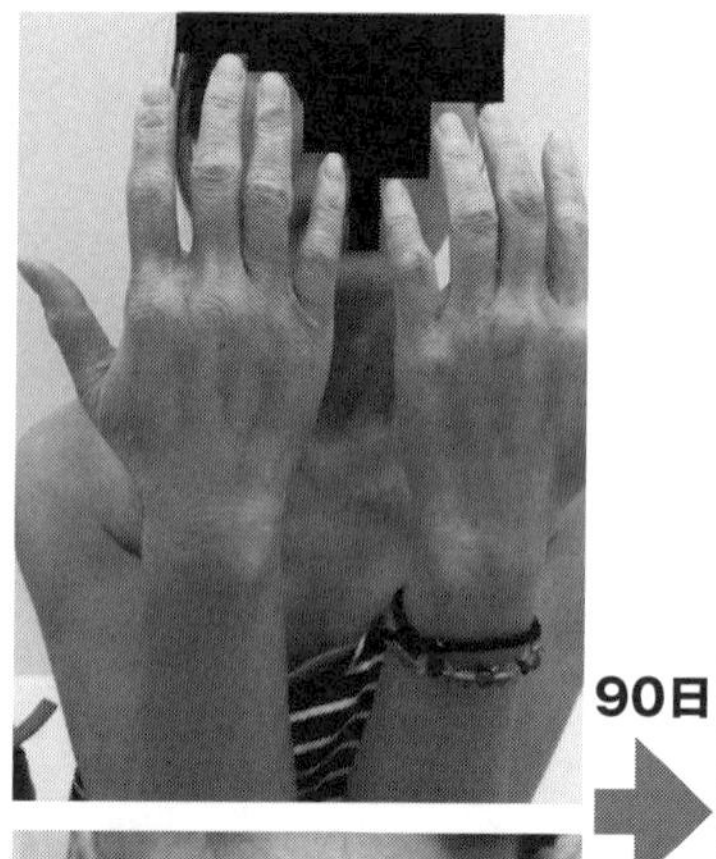

90日

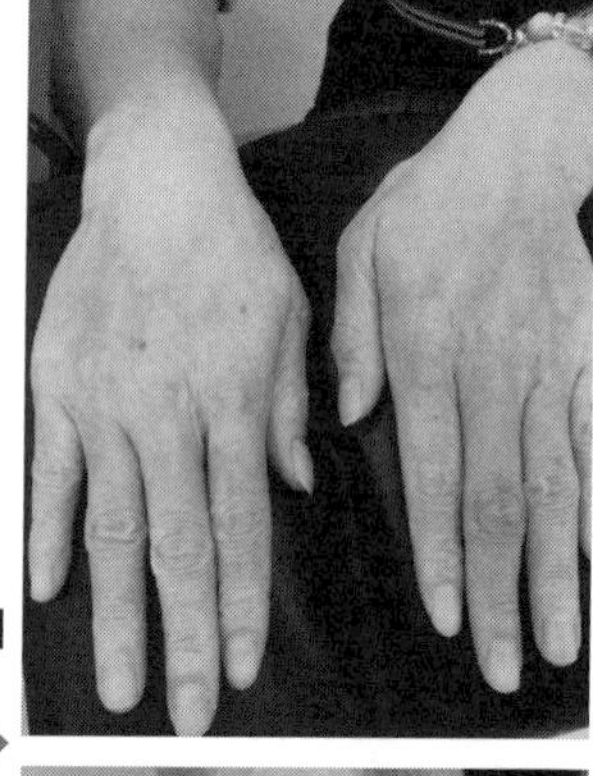

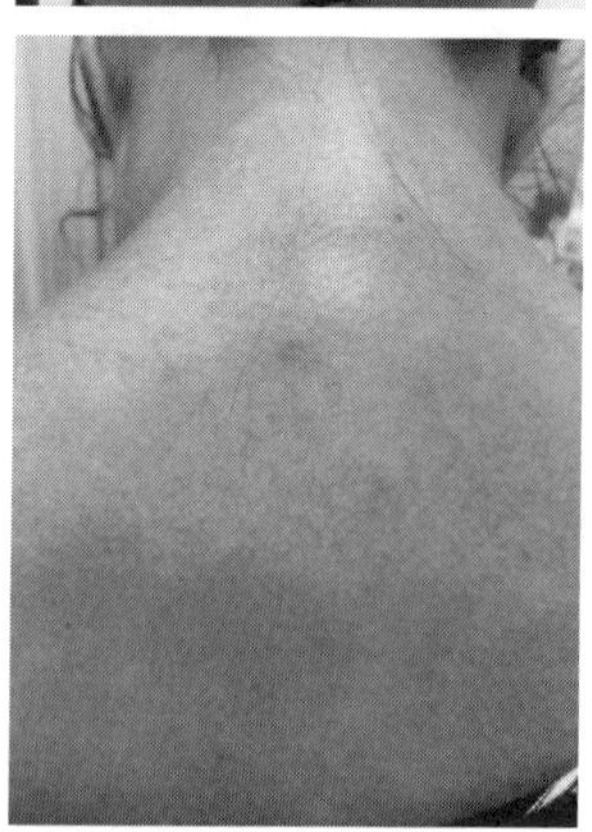

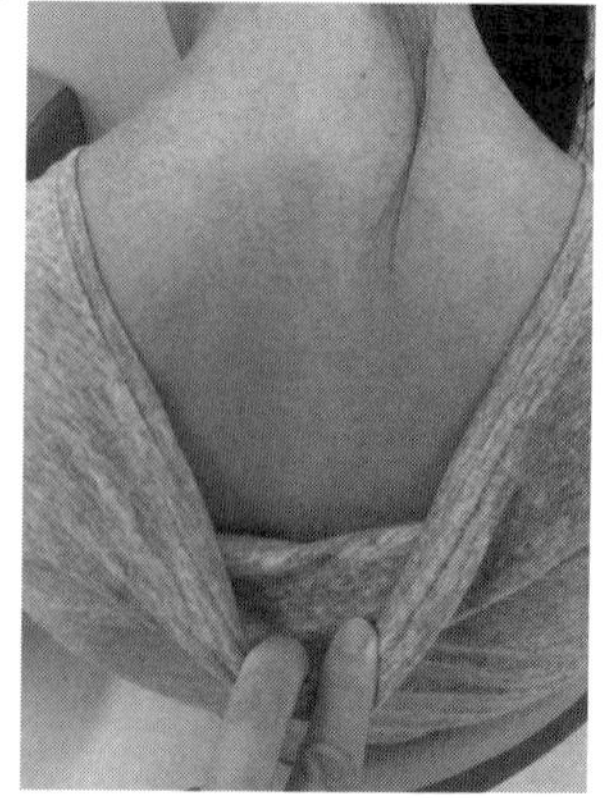

**▼本人コメント**

肌の状態がよく、きめ細かくなり、かゆみもなくなりました。まつ毛も伸びてきたのは気のせいでしょうか？

**▼医師より**

手の甲の紅斑、掻痒感が改善されました。また写真には写されていませんが顔の紅斑も改善されています。検査データも炎症に関係する好酸球が60％減少し、アトピーマーカーのＴＡＲＣも半減、疾患の悪化因子ＴＧＦ－βも半分以下と、データからも改善がうかがえます。

## Cさん　女性　45歳

▷検査データ

| | | | |
|---|---|---|---|
| WBC（個／μℓ） | ：3910 | → | 4110 |
| 好酸球 | ：10.5% | → | 10.2% |
| TGF-β（ng／mℓ） | ：7.0 | → | 4.5 |
| IgE（IU／mℓ） | ：1670 | → | 2137 |
| TARC（pg／mℓ） | ：3461 | → | 3596 |

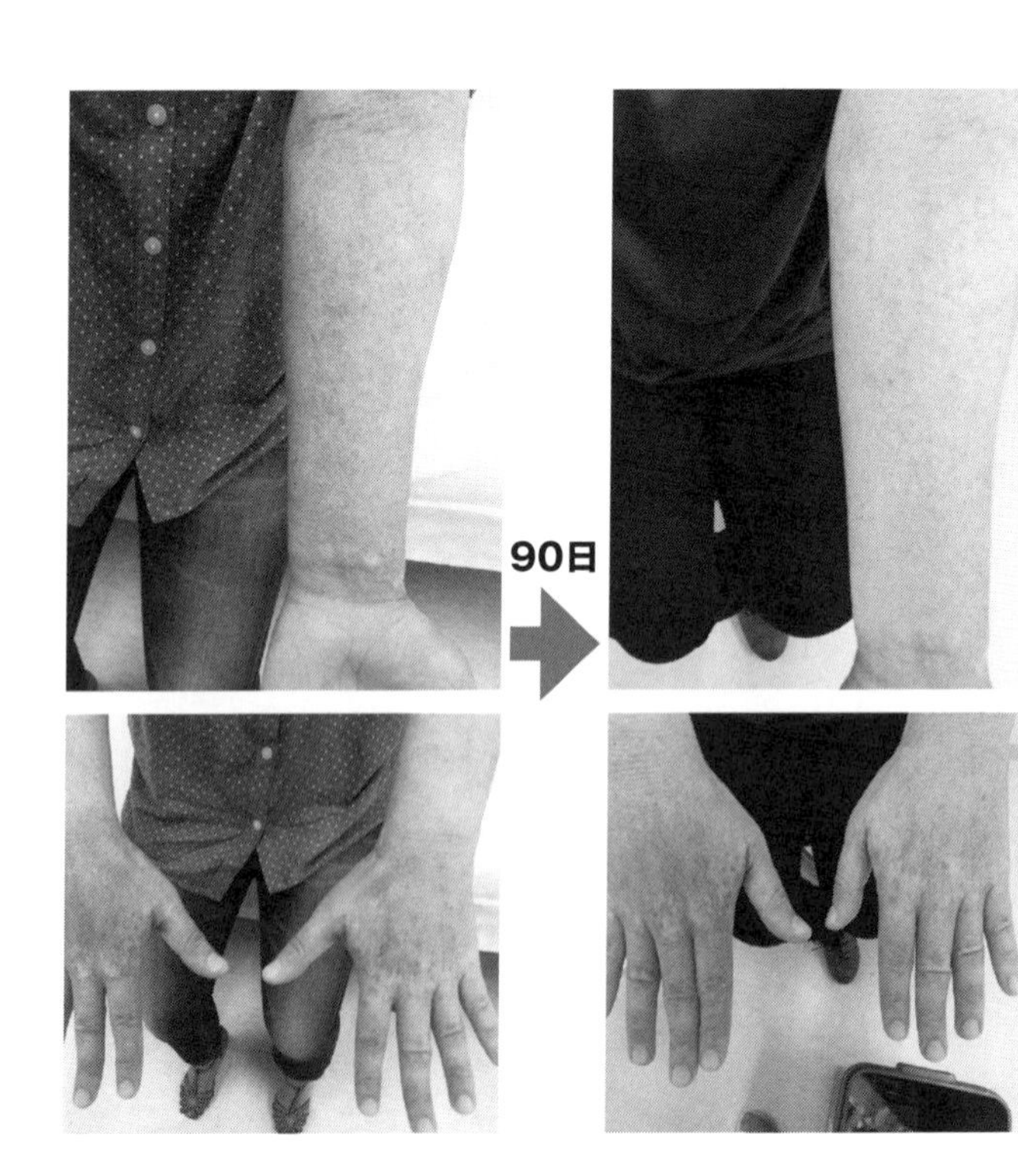

### ▼本人コメント

サプリメントの効果が実感できました。かゆみは少なくなりましたが、まだ残っていますので、今後も継続していきたいと思います。

### ▼医師より

右腕の紅斑、掻痒感が改善されていました。検査数値からは、疾患の悪化因子であるＴＧＦ－βが減少しましたが、他の数値は改善されておらず、今後、経過観察が必要と思われます。

## Dさん　女性　33歳

▷検査データ

| | | | |
|---|---|---|---|
| WBC（個／μℓ） | ：6190 | → | 6870 |
| 好酸球 | ：23.0％ | → | 11.1％ |
| TGF-β（ng／mℓ） | ：7.6 | → | 6.1 |
| ＩgＥ（IU／mℓ） | ：17048 | → | 15879 |
| TARC（pg／mℓ） | ：11352 | → | 852 |

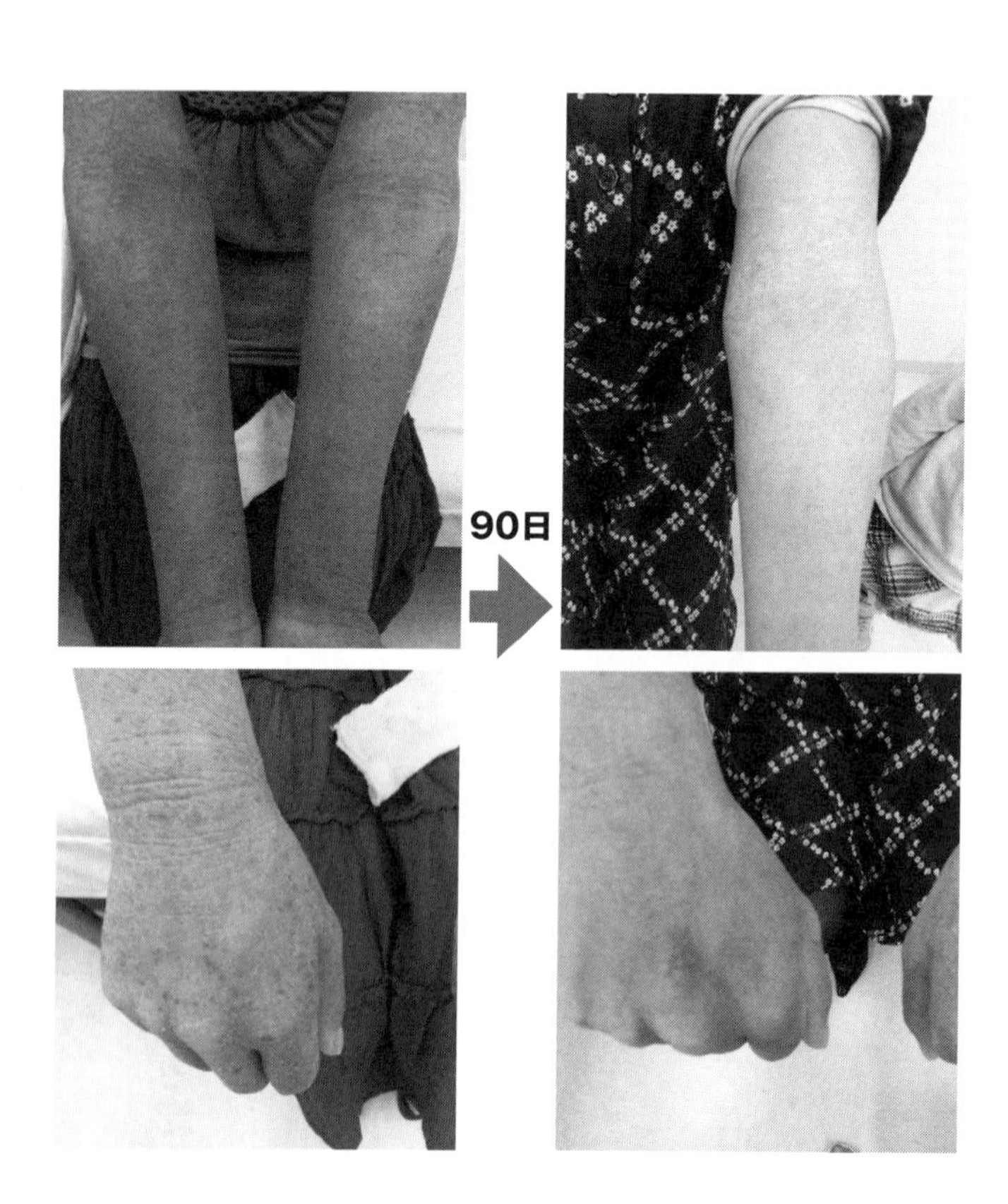

### ▼本人コメント

かゆみがかなり減ってきました。また、肌に張りがでてきて、ちょっと艶(つや)やかな感じです。今までなかったことなので、うれしく思います。

### ▼医師より

皮下の保水機能に働くフィラグリンが欠如すると、皮膚に溝(深いシワ)ができることが判明しています。本症例では当初、典型的な溝が手首に観察されましたが、かなり改善されています。また、首や腕にあった色素沈着が顕著に改善しました。

炎症に関係する好酸球も半減し、アトピーマーカーのTARCも92%減少、TGF-βも有意に低下し、検査データからも顕著な改善がうかがえます。

## Eさん　女性　45歳

▷検査データ

| | | | |
|---|---|---|---|
| WBC（個／μℓ） | ：6070 | → | 8260 |
| 好酸球 | ：10.7% | → | 10.7% |
| TGF-β（ng／mℓ） | ：7.0 | → | 4.1 |
| IgE（IU／mℓ） | ：6349 | → | 12392 |
| TARC（pg／mℓ） | ：1393 | → | 1640 |

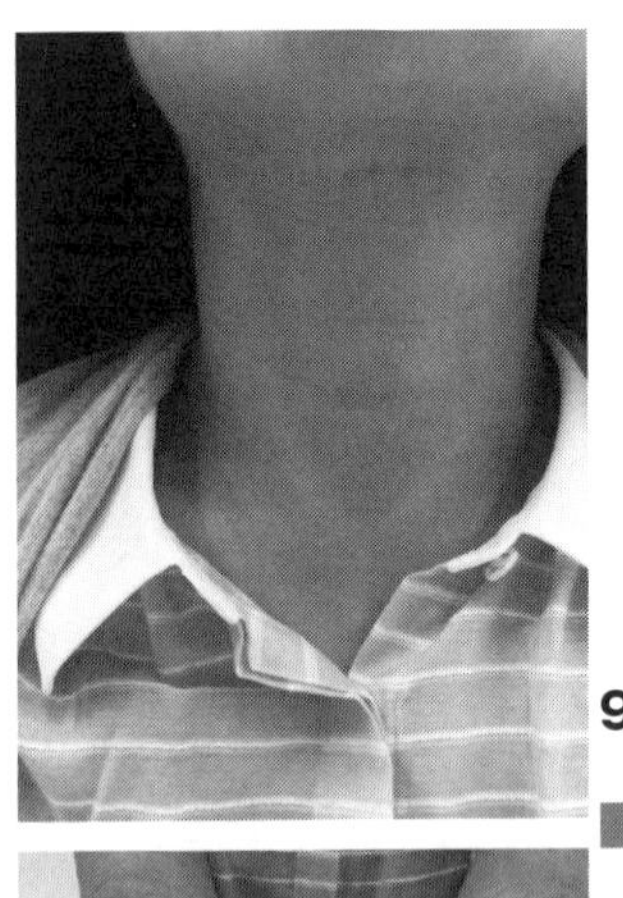
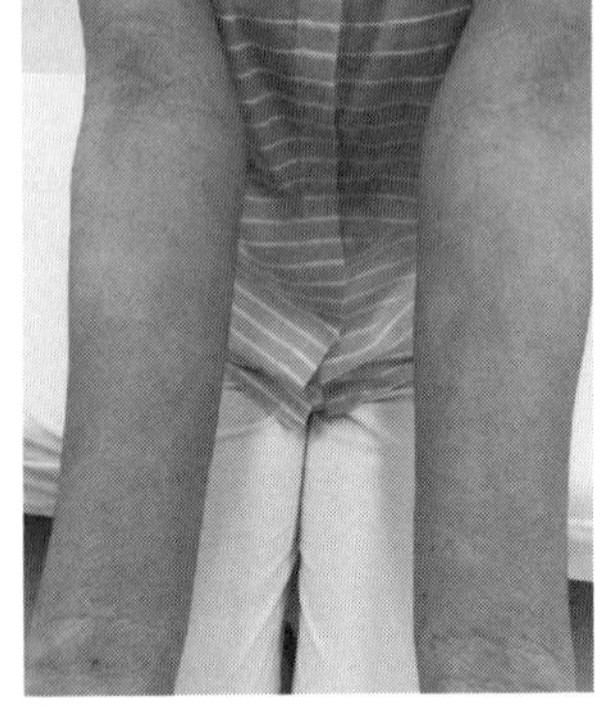

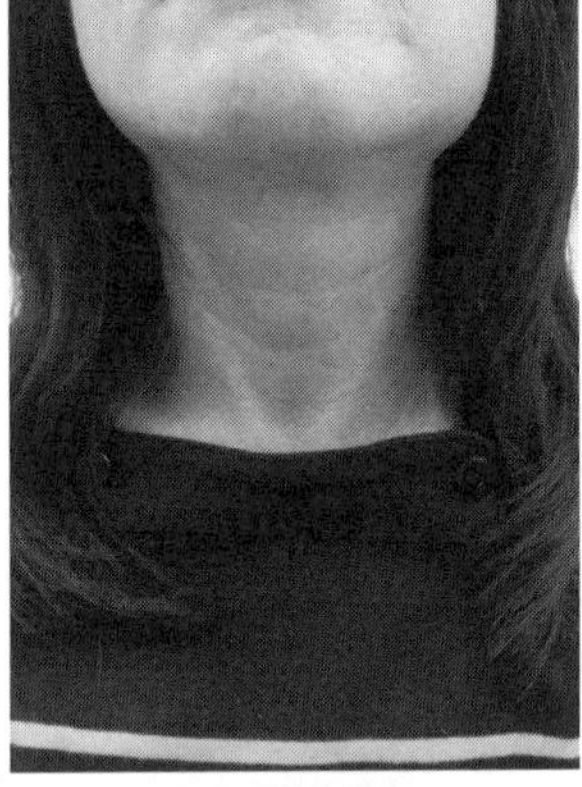
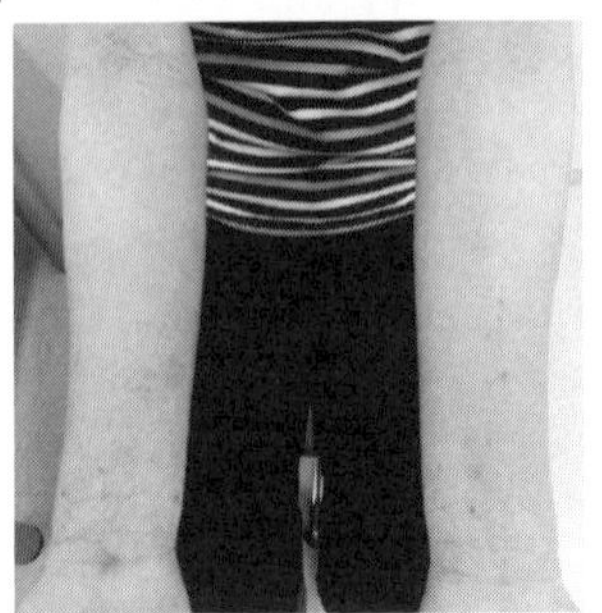

### ▼本人コメント

かゆみが減りました。また肌のキメが細かくなり、全体的に肌が白くなり、うれしいです。まだ完全によくなっていませんが、これからも継続していきたいです。

### ▼医師より

手首の紅斑、掻痒感が改善されました。検査数値からは、疾患の悪化因子であるＴＧＦ－βが減少しましたが、他の数値は改善されておらず、今後、経過観察が必要と思われます。しかし全身的な肌のコンディションは明らかに改善しています。

## Fさん　女性　38歳

▷検査データ

| | | | |
|---|---|---|---|
| WBC（個／μℓ） | ：7580 | → | 6030 |
| 好酸球 | ：34.0% | → | 21.1% |
| TGF-β（ng／mℓ） | ：5.9 | → | 2.9 |
| IgE（IU／mℓ） | ：10239 | → | 9499 |
| TARC（pg／mℓ） | ：2353 | → | 1123 |

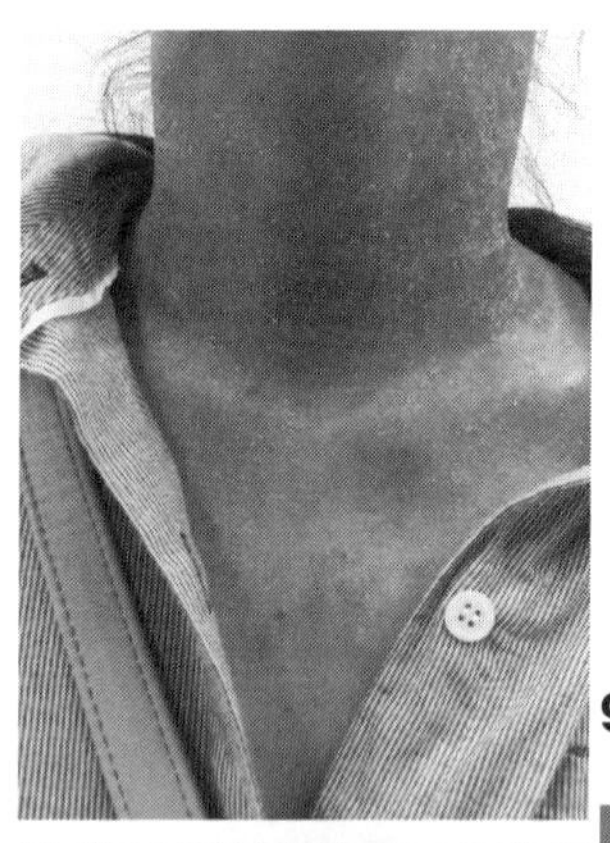

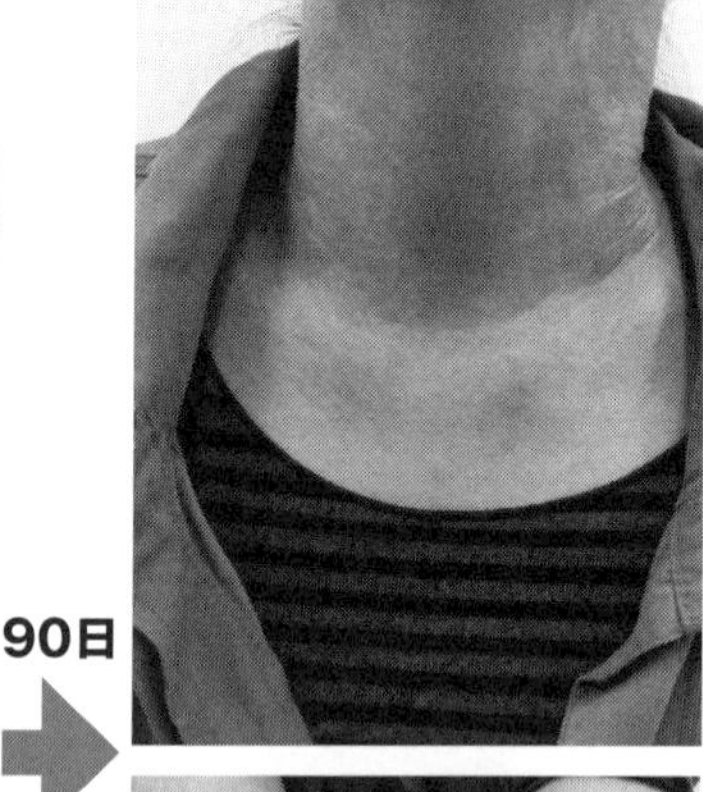

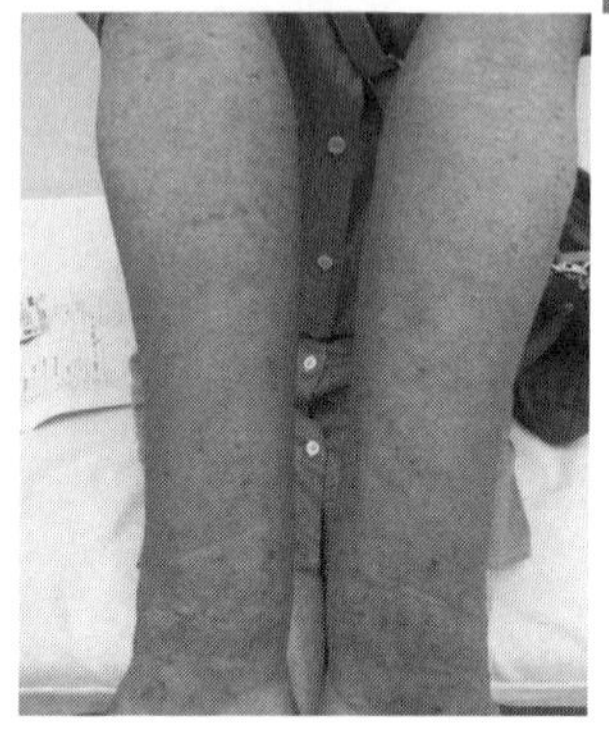

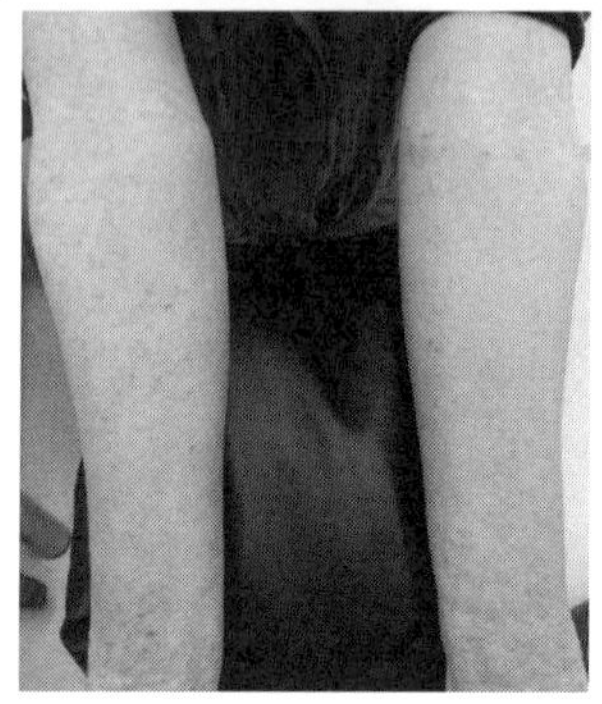

90日

▼本人コメント

とても楽になり、本当にありがとうございました。肌も白っぽくなりました。

▼医師より

首の小斑状皮疹と落屑、腕の皮疹と掻破痕ともに、顕著に改善しました。また、色素沈着もやや改善傾向がみられます。炎症に関係する好酸球、アトピーマーカーであるTARCも顕著に減少しました。TGF-βも半減し、臨床症状だけでなく検査数値からも改善しました。

## Gさん　女性　41歳

▷検査データ

| | | | |
|---|---|---|---|
| WBC（個／μℓ） | ：6770 | → | 7000 |
| 好酸球 | ：3.0% | → | 3.1% |
| TGF-β（ng／mℓ） | ：3.6 | → | 2.3 |
| IgE（IU／mℓ） | ：94 | → | 102 |
| TARC（pg／mℓ） | ：431 | → | 293 |

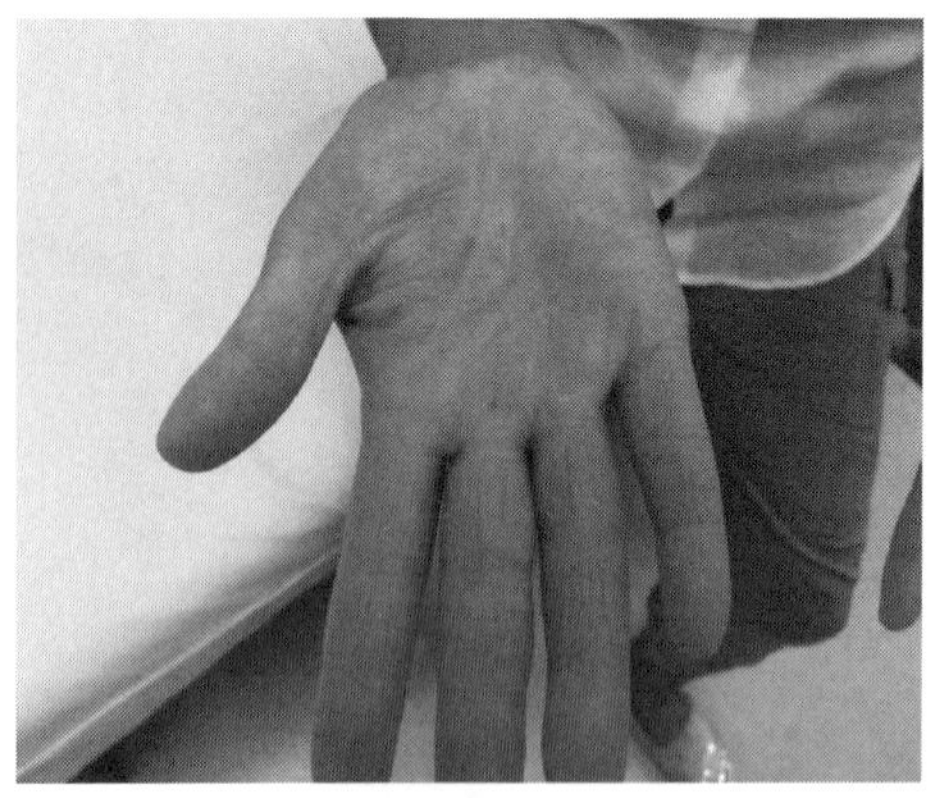

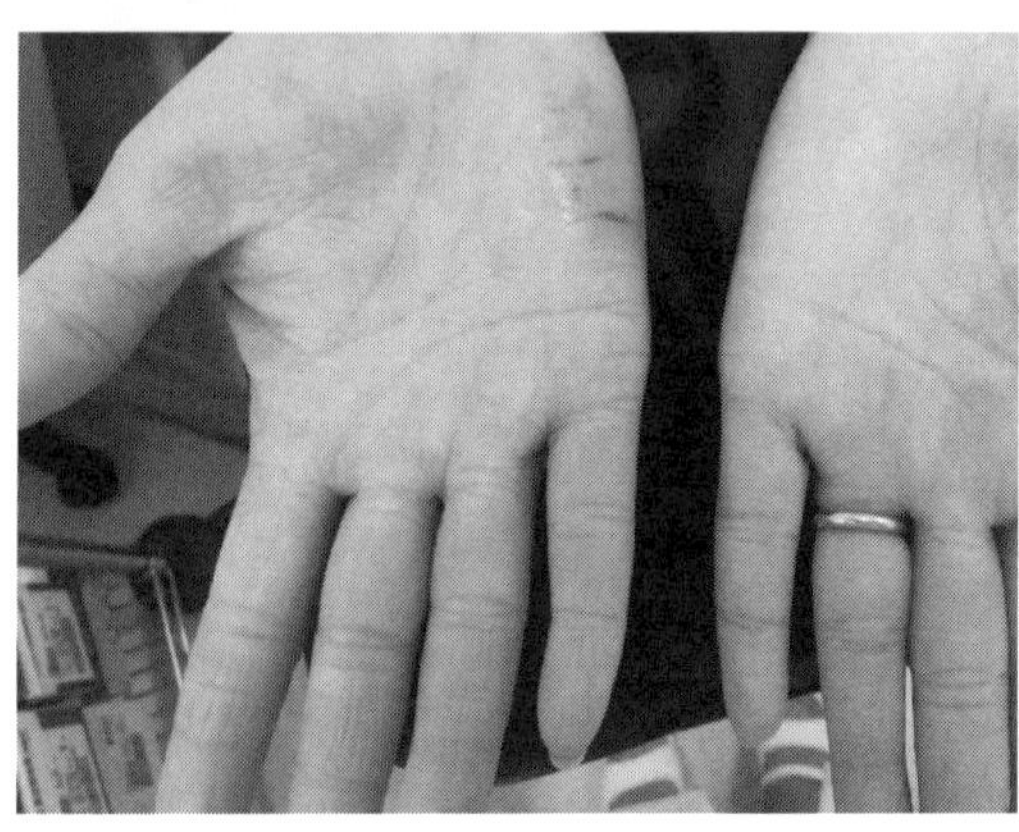

**▼本人コメント**

かゆみは楽になりました。お肌が少し潤(うるお)ってきたように感じます。

**▼医師より**

検査結果は初診時、試験後ともに全て正常値。臨床的には右手掌の母指球から手根部にかけて炎症と皮疹、中指下の紅斑、三指中部に皮脂欠乏が観察されましたが、ともに改善しています。

ただ、小指球に新たに掻破痕が観察されました。今後さらなる治療の継続が必要だと思います。

## Hさん　男性　40歳

▷検査データ

| | | | |
|---|---|---|---|
| WBC（個／μℓ） | ：5970 | → | 6780 |
| 好酸球 | ：9.9% | → | 5.3% |
| TGF-β（ng／mℓ） | ：9.2 | → | 5.0 |
| IgE（IU／mℓ） | ：338 | → | 348 |
| TARC（pg／mℓ） | ：237 | → | 383 |

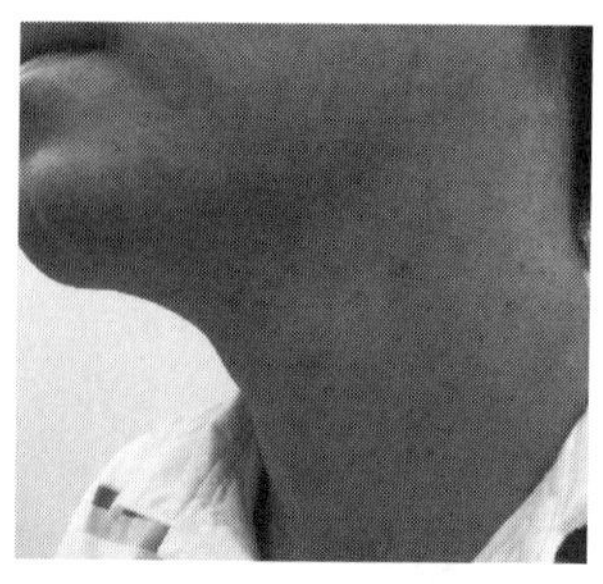

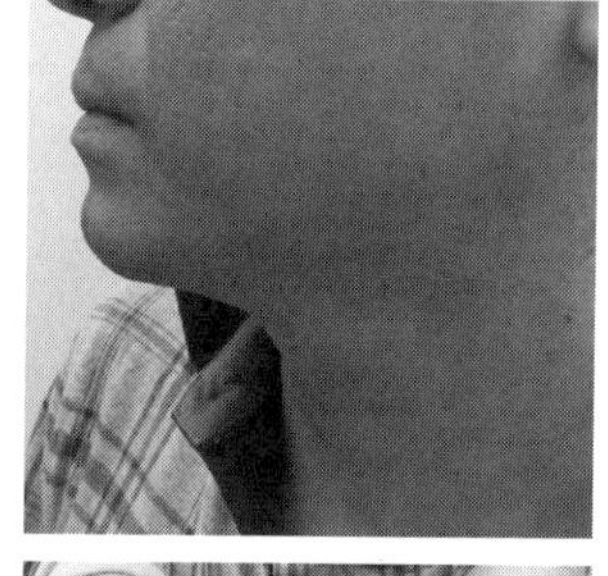

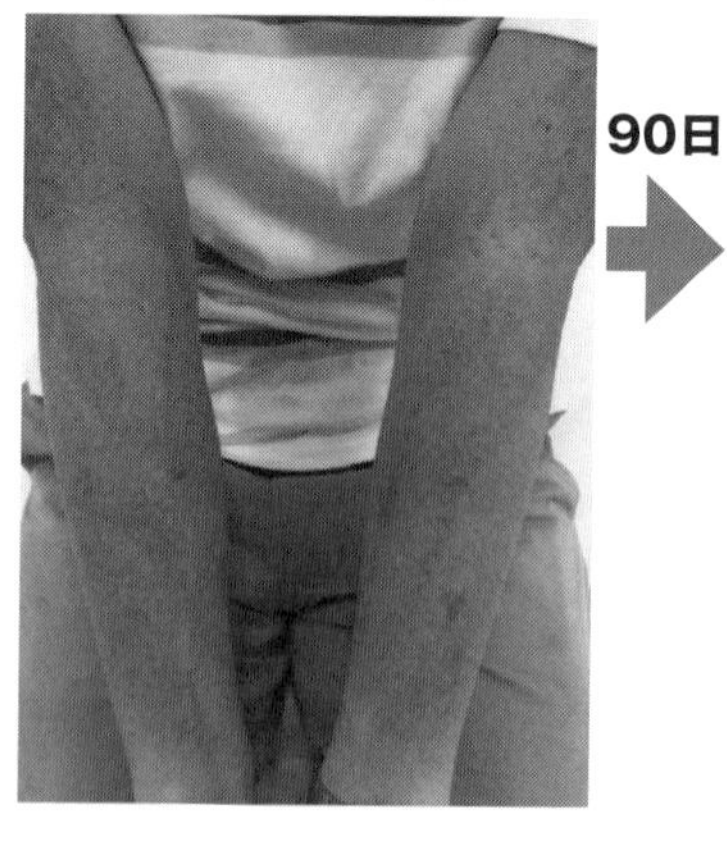

90日

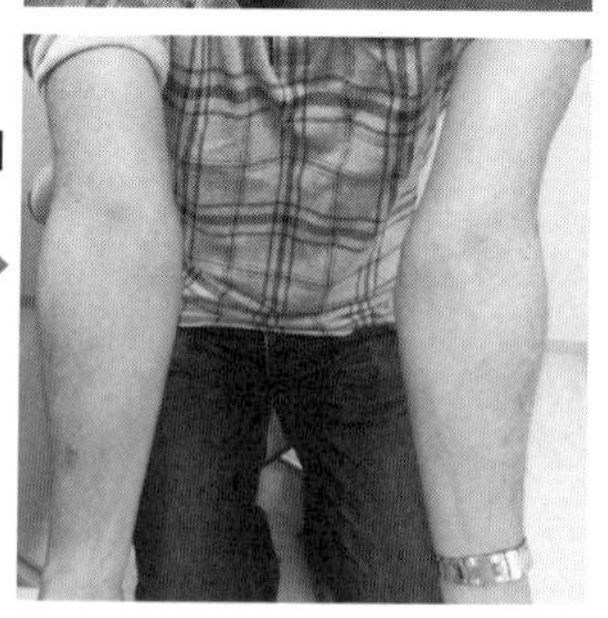

### ▼本人コメント

まだかゆみも残っていて、改善したかはわからない。

### ▼医師より

左顎部と左頸部の小紅斑は1か所を残して改善しています。また、両腕の色素沈着もやや改善傾向がうかがえます。

炎症に関係する好酸球、悪化因子であるTGF-βも有意に低下し、検査数値からも改善傾向がうかがえます。IgE、TARCはともに正常範囲内です。

## Ｉさん　男性　44歳

▷検査データ

| | | | |
|---|---|---|---|
| WBC（個／μℓ） | ：6150 | → | 7210 |
| 好酸球 | ：32.0% | → | 26.8% |
| TGF－β（ng／mℓ） | ：6.1 | → | 4.1 |
| ＩgＥ（IU／mℓ） | ：825 | → | 546 |
| TARC（pg／mℓ） | ：5981 | → | 4598 |

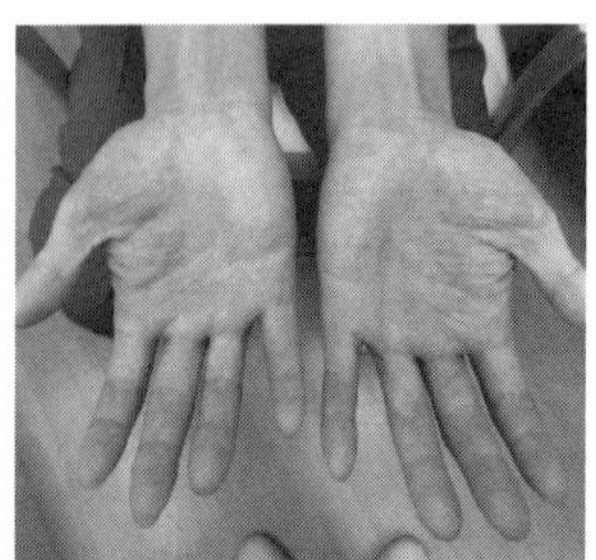

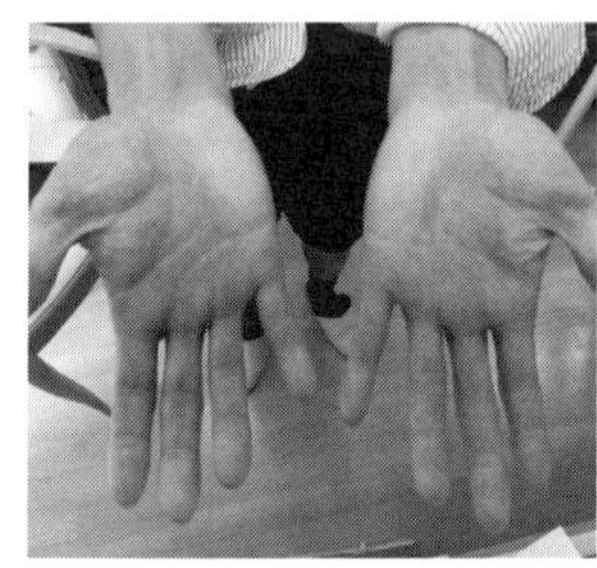

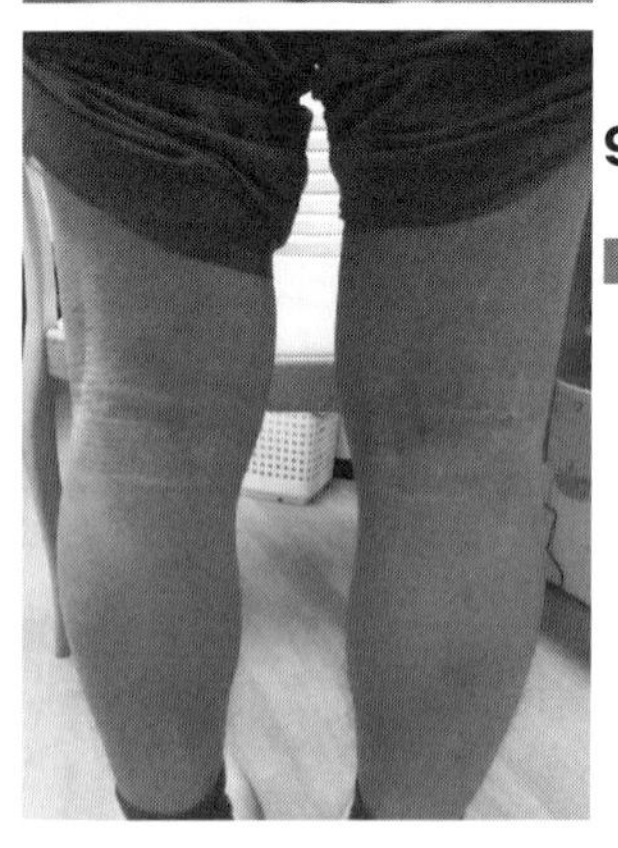

90日

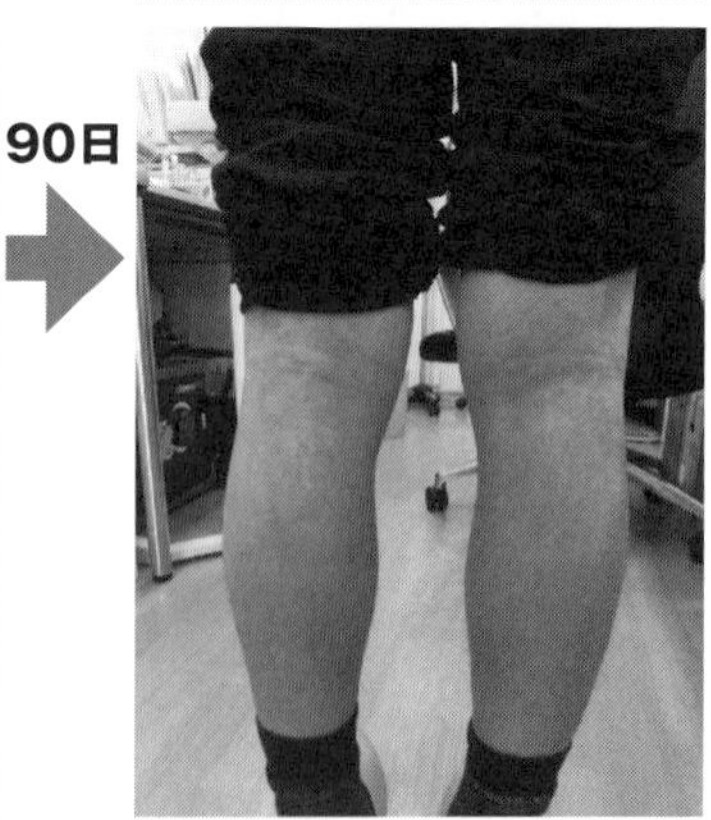

**▼本人コメント**

カサカサしていたのが少し楽になりました。サプリメントは体に合っていると思います。

**▼医師より**

炎症に関係する好酸球、アトピーマーカーであるＴＡＲＣ、ＴＧＦ－$\beta$ともに有意に減少しました。臨床的には　皮脂欠乏症状がやや改善していますが、今後さらに治療の継続が必要だと思います。

# 第5章

# アトピー治療とサプリメントQ&A

**Q１、何年もステロイドを使い続けていますが、よくなっているとは思えません。このまま使い続けるのは不安なのですが。**

Ａ１、何年もステロイドを使ってよくなっている気がしないのであれば、あらためてアレルゲンを調べてみてはいかがでしょう。子どもの頃アレルゲンだったものが成長するにつれて反応しなくなり（大丈夫になり）、大人になって別のアレルゲンが出てくることがあります。現在のアレルゲンがわかったらなるべくこれを除去し、あまり接触しないよう調整した方がいいと考えられます。

アレルゲンを除去するだけで、改善する方もいます。そうなればステロイドなど強い薬を使う量を減らすことができる可能性があります。

**Q２、ステロイドはこわい薬だと思います。なるべく使いたくないのですが。**

Ａ２、ステロイドからの脱却は、全てのアトピー患者とその家族が共通して願っていることです。

ステロイドは非常によく効き、まるでアトピーが治ったように皮膚がきれいになります。しかしいわゆる「両刃の剣」であり、副作用も強い薬です。こわい薬という認識は正しいと言えるでしょう。ただステロイドを全く使わずにアトピーを解消するのは、大変難しいのが現実です。

なるべくステロイドを使わないためには、食事を含めてアレルゲンの除去や規則正しい生活を心がけ、ストレス・コントロールなど薬以外の方法でアプローチすることが大切です。アトピー悪化の要因を生活全体から取り除くことです。

本書では薬以外の方法としてサプリメントをお勧めしています。アトピーに有効なサプリメントで治療全体をサポートし、なるべくステロイドを使わなくても皮膚の状態が安定するようにします。根本的な治療がうまくいって、ステロイドを使わなくてすむようになるのが理想だと言えるでしょう。

## Q3、皮膚科でステロイドの塗り薬からタクロリムス（プロトピック）軟膏に切り替えるように勧められています。タクロリムスには副作用がないので、ずっと使っていても大丈夫だというのは本当ですか？

A3、タクロリムス（プロトピック）が登場して約15年になります。この薬はステロイドのような副作用が少ないという理由で、ステロイドから切り替えるよう勧められることが多いようです。

しかしこの薬は、もともと臓器移植の際に使われる免疫抑制剤です。皮膚の免疫機能が低下するのでステロイド同様、あるいはそれ以上に感染症のリスクがあります。例えばニキビ、毛のう炎、伝染性膿痂疹、単純疱疹、カポジ水痘様発疹症、白癬などが起こりやすいとされています。ステロイドとタクロリムス、どちらが安全かと聞かれても、どっちもどっちと言わざるを得ません。またどちらにしても、使わざるを得ないというのが現状ではないでしょうか。

どちらを使うにしても、どんな副作用が起きうるか把握し、万一起こった場合にどうするか具体的に考えておいた方がいいでしょう。

## Q４、やはりステロイドはこわいので脱ステロイドをしたいのですが。

Ａ４、脱ステロイドを提唱する医師や賛同する人は近年増え続けています。実際に取り組む人も増えていると思います。ただその是非については何とも言えません。うまくいった人もいれば、そうでなかった人もいるからです。

実際に脱ステロイドに挑戦し、かなりのリバウンドに苦しめられる人も少なくありません。短期間で離脱できる人もいれば、長期間に及ぶ人もいます。

ステロイドを使わないとたちまち炎症がひどくなるような人が、突然脱ステロイドを行うのはかなり厳しいでしょう。ステロイド以外の方法、たとえば保湿剤、アレルゲンの除去やサプリメント、生活の見直しなど行って皮膚を安定させ、それから徐々にステロイドを減らしていくというのが安全だと考えられます。

言うまでもありませんが、治療の目的は脱ステロイドではなく、何も使わなくても肌が健康になることです。アトピーの原因をしっかり調べて、そこを解消することをまず考えましょう。

## Q5、遅延型アレルギーとは何ですか？

A5、これまでアトピーの一般的なアレルギー検査は即時型（Ⅰ型）アレルギーであり、接触して数分から数時間で反応がでるアレルゲンを調べるものでした。

しかし中には、アレルゲンと接触して30分ほどでゆっくりと反応が起き、2～3日でピークの状態になり、それが2週間ほど続くタイプの方がいます。それが遅延型アレルギー（Ⅳ型）で、即時型アレルギー検査でわからなかったアトピーの原因が明らかになることがあります。

ただ遅延型アレルギーに関しては、日本では否定的な医師や研究者も多いようです。検査も健康保険が効かないため自己負担で数万円かかります。その代わりに一度に100項目のアレルゲンが調べられるというメリットがあります。

もし症状が重いのに原因がわからない、従来の治療法では改善しないという人は、検査を受けてみるのも1つの方法です。それであらたなアレルゲンが判明し、これを除去することで改善する可能性もあります。

## Q6、アトピーに効果のあるサプリメントはあるのでしょうか。サプリメントでは、所詮大した効き目は望めないのではないでしょうか。

A6、今日、医療現場でもサプリメントが使われるようになってきました。使われているのは医療用サプリメント、ドクターズサプリと呼ばれるもので、スーパーやドラッグストアで手に入る市販のものとは異なります。

それらは内服することで期待される効果が得られるよう、有効成分が高用量、高濃度に含まれており、原材料の質も高いものになっています。また添加物も最小限に考慮されています。

アトピーの根治療法はアトピー素因を改善することであり、それには体の中から、免疫の状態から変えなければなりません。暴走する免疫を抑え、不必要な反応を抑えるには、免疫のバランスを整える成分が必要です。そうした働きを持つサプリメントによって、アトピー素因が改善する人もいます。

## Q7、亜鉛がアトピーによいというのは本当ですか？

A7、亜鉛は昔から皮膚にとって欠かせない栄養素です。成人の場合、全身に約2g程度の亜鉛が存在しており、その2割は皮膚の成分とされています。皮膚の細胞が正常に分裂・増殖し、健康な状態を維持するためには、亜鉛が欠かせません。昔から皮膚疾患には亜鉛軟膏が使われていましたが、特に最近は褥瘡や湿疹など幅広い皮膚疾患の改善に亜鉛が有効だとして再評価されています。

また亜鉛はジンクフィンガーという細胞内のタンパク質の主要成分です。ジンクフィンガーは、遺伝子の変異を修正する細胞核内のタンパク質で、アトピーの原因の1つとされるフィラグリン遺伝子の異常を修復すると考えられています。細胞、さらに遺伝子レベルでアトピーを改善する可能性が非常に高いです。

## Q８、亜鉛がアトピーによいのなら、亜鉛のサプリメントを飲むのはどうでしょう。

A８、亜鉛がアトピーにとって有用な必須ミネラルであることは確かです。ただ、やみくもにたくさん摂取すればよいというものではありません。

食事からの摂取量は成人の場合1日10mgが目安とされています。栄養機能食品としての目安は1日15mgまで。できれば栄養学の専門家か医師に相談し、自分にとって必要な量を教えてもらうとよいでしょう。血液検査で亜鉛の量を調べることもできます。

## Q９、ジンクフィンガーとは何ですか？

A９、ジンクフィンガーは、我々の細胞の核の中に存在するタンパク質の一種です。英語で zinc finger 、直訳すると「亜鉛の指」です。タンパク質ではありますが、その構造に亜鉛イオンを含んでいます。

ジンクフィンガーは、亜鉛イオン部分を使って細胞の核の中で遺伝子の二重らせん構造に絡まり、その情報を読み取る仕事をしています。そうして遺伝情報が実際に働く時、正しく機能するようにサポートをしています。

もし遺伝子に配列の間違いや抜けがあれば、ジンクフィンガーがその箇所を切断し、正しい遺伝子を再生します。理論上、体中どんな遺伝子にも働きかけるため、万能の修理屋といったところです。

## Q10、ジンクフィンガーが医学研究の分野で注目されているのはなぜですか？

A10、遺伝子治療の手法の中で、ジンクフィンガーを使う方法が最も確実で安全性が高いと評価されているからです。

遺伝子治療は非常に注目されていますが、他の生物の遺伝子を使うなど工夫しても、これまであまりうまくいっていませんでした。ジンクフィンガーはその人の遺伝子だけを使って傷を治すなど安全性が高く、実験上は成功しています。

ジンクフィンガーはあらゆる遺伝子の変異を修復する万能の修理屋と言われています。今後は、治療法のない難病、遺伝病の治療に積極的に使われるようになるでしょう。ただまだまだ研究途中であり、医薬品になるとしても何年もかかると思われます。

## Q11、ジンクフィンガーは、なぜアトピーの改善に役立つのですか？

Q11、ジンクフィンガーは、アトピーの根本原因の1つとされるフィラグリン遺伝子の変異を修復することができると考えられています。

フィラグリン遺伝子は上皮細胞の中にあって、フィラグリンを作り、フィラグリンそのものになります。フィラグリンはセラミドなどと同様に皮膚の保湿に欠かせない物質です。そうしてバリア機構を担い、異物の侵入を防ぎ、アレルギー反応を未然に防ぐ働きをしています。

## Q12、ジンクフィンガーのサプリメントには、亜鉛以外に何が含まれているのですか？

Q12、亜鉛以外には、インターフェロン・インデューサー（インターフェロン誘因因子）が含まれています。これは体内でインターフェロンが産生されるのを促進する物質です。その原料はかぼちゃの種子で、あらゆる植物、食品、漢方薬などの中で、最もインターフェロン産生に役立つ物質であることから、選ばれてサプリメントに入っています。

## Q13、インターフェロンは肝炎やがんの薬ですが、効き目も副作用も強いものです。そんな強い薬を体内で作らせて大丈夫なのですか？

Q13、インターフェロンは、もともと体内の免疫細胞などが分泌するサイトカインの一種です。肝炎やがんの薬のインターフェロンは人工的に作られたもので、体内で作られるそれよりははるかに強い働きをもっています。副作用も強いことで知られています。間違ってもアトピーの患者さんに投与できるものではありません。

体内で自然に作られるインターフェロンは、免疫システムを強くし、アレルギー反応のような誤った免疫反応を止め、免疫全体を調整しています。この物質が体内で自然に作られることがアトピーの改善につながります。体内で自然に合成されるものは安全性も高いと言えます。

**Q14、ジンクフィンガーのサプリメントにインターフェロン・インデューサーをブレンドするのはなぜですか？　ジンクフィンガーとインターフェロン、両方の働きが弱まることはありませんか？**

Q14、細胞外にインターフェロンが一緒に存在すると、摂取した亜鉛分子は細胞内に取り込まれやすくなり、ジンクフィンガーに供給されやすくなります。ジンクフィンガーを十分に働かせるために、インターフェロンは、なくてはならない存在なのです。

## フィラグリンは皮下に存在するバリア機能を有するタンパク

皮膚断面と角質層に充満しているフィラグリンタンパク
アレルゲンの侵入をブロックしている

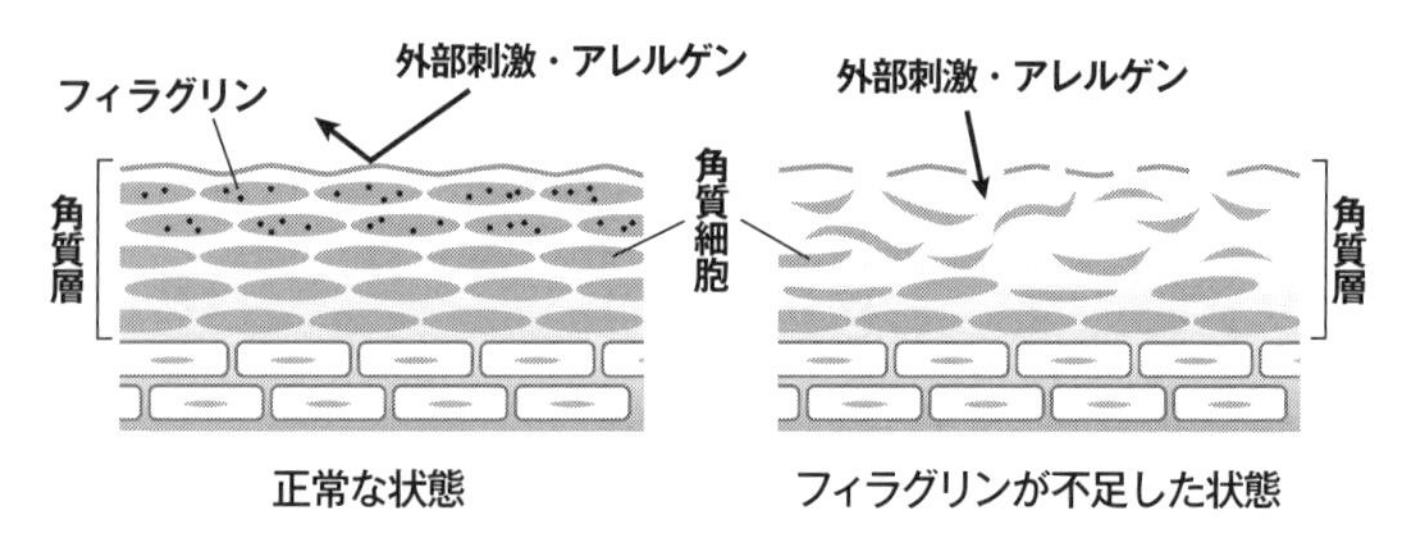


正常な状態　　フィラグリンが不足した状態

アトピー性皮膚炎ではフィラグリンが少ないことが判明しています。このことからバリア機能が著しく低下し、抗原侵入→炎症惹起→悪循環という、アトピー特有の慢性疾患となっていきます。

おわりに

# 免疫のバランスを整えることでアトピーを治す

アレルギー疾患は実に奇妙な病気です。なぜ卵や牛乳のようなありふれた食物（のタンパク質）を敵だと勘違いして攻撃するのか。なぜ花粉やホコリのようなただのゴミを炎症まで起こして必死に排除しようとするのか。それが無害で何の問題もないものだと人間は理性で完全に理解しているのに、同じ人間の免疫システムはわかってくれないのです。

アトピー性皮膚炎も代表的なアレルギー疾患です。そして今や日本には45万人以上の患者がいます（アメリカには何と2500万人もの患者がいるとされています）。特に難しいのは大人の患者で、慢性化し、治ったかに見えても何度も症状がぶりかえします。

研究は進んでおり、本書でも皮膚の成分であるフィラグリンの不足やフィラグリン遺伝子の異常などの情報を紹介しましたが、確たる治療法、特に根治療法はないに等しい状態です。

重症の患者のための薬はどんどん作られています。ネット検索すると「画期的な」「光明となる」「新薬申請間近」「初の」といった新薬のニュースが次々とヒットします。それらは免疫抑制剤や生物学的製剤など、正直言って恐ろしいような薬ばかり。効果と同時にどんな副作用があるのか、身構えてしまいます。

そんな最先端の薬にも期待は集まりますが、本書でご紹介したサプリメントの方がはるかに頼もしい。皮膚にとって大切なミネラルの亜鉛と、それを細胞内で生かすための補助成分（かぼちゃの種子由来）でできています。いずれもいわば栄養成分です。これだけで長年苦しんだアトピーが改善しステロイドの副作用から解放され改善した人がたくさんおられます。

体の中で起こっている免疫のアンバランス、それを調整するだけでいい。その調整材料は体の中で勝手に作られている。ただ色々な理由でそれが充分でないのがアトピーの患者の免疫システムです。それなら自然に充分に産生できるよう補助的な栄養成分を足してやればいいのです。こうした発想で生まれたジンクフィンガーのサプリメントは、現在までに副作用の報告は1例もありません。

これまでアトピーに苦しんでこられた方、特にステロイドの副作用に悩まされてきた方に是非一度試していただきたいサプリメントです。

## 参考文献

『アトピー性皮膚炎患者1000人の証言』安藤直子・著（子どもの未来社）
『9割の医者が知らない正しいアトピーの治し方』藤澤重樹・著（永岡書店）
『患者に学んだ成人型アトピー治療　脱ステロイド・脱保湿療法』佐藤健二・著（つげ書房新社）
『アトピー性皮膚炎　正しい治療がわかる本』古江増隆・著（法研）
『これで最後の…　アトピー卒業ブック』岸本和裕・著（健康ジャーナル社）
『帯状疱疹、肝炎、インフルエンザのウイルスには、これだ！』永野正史・著（ぶんぶん書房）
『ぜんそくもアトピーも』久保 裕・著（ニュートンプレス）
『ササっとわかる「アトピーを正しく知って治す新常識」』清益功浩・著（講談社）
『好きになる免疫学』萩原清文・著（講談社）
『細胞から元気になる食事』山田豊文・著（新潮社）

## ◉ 監修者プロフィール

医師・産業医・森林医学医

# 佐野正行（さの・まさゆき）

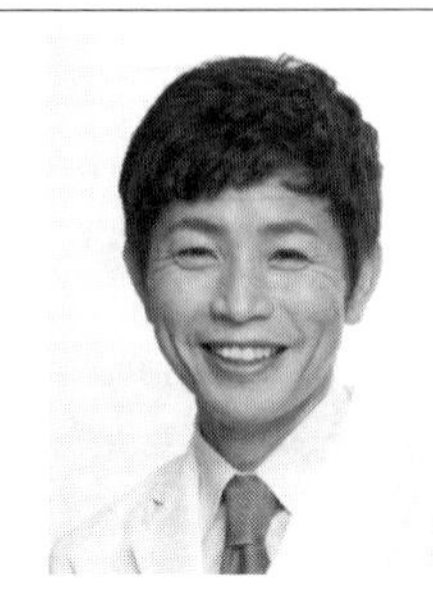

㈱メディカルアンドナレッジカンパニー 代表
サンフィールドクリニック 医師
ナチュラルクリニック代々木 医師
川湯の森病院 副院長
日本産業医協会 会長
漢方養生学研究会 会長
予防医学・代替医療振興協会 学術理事

平成７年３月　名古屋大学医学部卒業
平成７年５月　豊橋市民病院
平成12年４月　名古屋大学医学部付属病院第一外科
平成12年６月　国立がんセンター中央病院
平成17年４月　国立がん研究所
平成18年７月　名古屋大学医学部付属病院第一外科
平成19年10月　武蔵野陽和会病院　外科医長
平成22年４月　三鷹中央病院　外科医長
平成24年４月　医療法人社団一友会　理事
「ナチュラルクリニック代々木」勤務
平成26年３月　医療法人社団みき会
「サンフィールドクリニック」勤務

## ◉ 著者プロフィール

# 犬山康子

医療ジャーナリスト

1959年生まれ。出版社勤務を経てフリーランスとして活動。
子どものアレルギーをきっかけに健康・医療に興味を持ち、
自然療法、東洋医学などの研究、執筆活動を展開中。
一児の母。

本書を最後までお読みいただきまして
ありがとうございました。

本書の内容についてご質問などがございましたら、
小社編集部までご連絡ください。

**総合科学出版編集部**

**TEL:03-6821-3013**

**FAX: 03-3291-8905**

## アトピーは免疫調整すればよくなっていく

2018年 5月 10日　初版第1刷

著　者　犬山康子
監修者　佐野正行
発行人　西村 貢一
発行所　株式会社 総合科学出版
〒101-0052
東京都千代田区神田小川町3-2 栄光ビル
TEL　03-6821-3013
URL　http://www.sogokagaku-pub.com/

印刷・製本　株式会社 文昇堂


ISBN978-4-88181-358-4